Dʀ L. GRELLETY

MÉDECIN-CONSULTANT

VICHY

ET SES

EAUX MINÉRALES

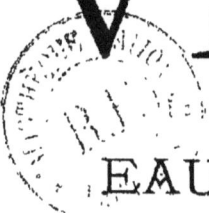

ÉTUDE DES EAUX ET DE LEURS PROPRIÉTÉS
LEUR MODE D'ACTION
MALADIES TRAITÉES A VICHY
RENSEIGNEMENTS UTILES

Primó esse utile !...

SOMMAIRE. — Coup d'œil sur Vichy. Description des sources : leurs propriétés. Traitement interne. Bains. Hydrothérapie. Des diverses applications de l'acide carbonique, de l'oxygène. Pulvérisation des eaux minérales. Régime et hygiène. Énumération des maladies traitées à Vichy. Mode d'action des eaux dans les affections du tube digestif et de ses annexes, dans le diabète, la goutte, la gravelle urique, etc. Renseignements divers.

VICHY

IMPRIMERIE DE A. WALLON

1877.

VICHY

ET SES EAUX MINÉRALES

ÉTUDE DES EAUX ET DE LEURS PROPRIÉTÉS.
LEUR MODE D'ACTION. — MALADIES TRAITÉES A VICHY.
RENSEIGNEMENTS UTILES.

Dᴿ L. GRELLETY

MÉDECIN—CONSULTANT

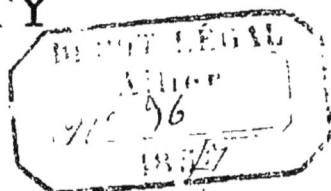

VICHY

ET SES

EAUX MINÉRALES

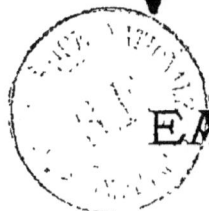

ETUDE DES EAUX ET DE LEURS PROPRIÉTÉS
LEUR MODE D'ACTION
MALADIES TRAITÉES A VICHY
RENSEIGNEMENTS UTILES

Primò esse utile !...

SOMMAIRE. — Coup d'œil sur Vichy. Description des **sources**: leurs propriétés. Traitement interne. Bains. Hydrothérapie, Des diverses applications de l'acide carbonique, de l'oxygène. Pulvérisation des eaux minérales. Régime et hygiène. Enumération des maladies traitées à Vichy. Mode d'action des eaux dans les affections du tube digestif et de ses annexes, dans le diabète, la goutte, la gravelle urique, etc, Renseignements divers,

---

VICHY

IMPRIMERIE DE A. WALLON

1877.

AU LECTEUR

Le nouveau travail que je publie aujour-
d'hui pourrait être considéré comme un résumé de l'état actuel de la science, en ce qui
concerne les eaux de Vichy ; tout en le faisant
reposer sur la clinique, j'ai tenu compte des
découvertes récentes et des dernières publi-
cations médicales.

Est-ce à dire que ceux qui me liront doivent craindre de se heurter à des prétentions
doctrinales ou à une indigeste compilation ?
non ; au lieu de faire parade d'une vaine et
stérile érudition, j'ai préféré être éclectique
et réduire tout le fatras des écoles antagonistes,
dont Prunelle et Petit furent les principaux
représentants, à quelques formules aussi
intelligibles que possible et basées tout d'abord
sur l'observation des faits.

J'estime que les données de la science moderne doivent, dans le plus grand nombre des cas, servir à contrôler, à parfaire, à établir définitivement ce que nos devanciers nous ont transmis. Le progrès, en médecine surtout, est un Janus, dont l'une des faces doit regarder le passé, et l'autre l'avenir.

C'est seulement dans ces conditions que la médecine expérimentale prenant à corps le problème pathologique, parviendra à en dégager les inconnues et perdra son caractère conjectural, pour revêtir un cachet positif. Le présent est déjà très-encourageant et justifie une fois de plus le dire de Pascal : L'humanité est un homme qui vit toujours et qui apprend sans cesse !

* *

Malheureusement, il reste encore bien des points à élucider en ce qui concerne l'action intime des alcalins : aussi ai-je parfois été obligé de m'appesantir longuement sur les questions encore en litige. La parole sera plus tard aux abréviateurs ; nos heureux successeurs pourront être plus vrais et moins prolixes. Mais, en l'état des choses, l'hypothèse qui est souvent plus séduisante que solide, est encore une ressource, lorsqu'elle s'appuie sur le raisonnement; le demi-jour est, dans tous les cas, préférable à l'obscurité complète.

**

Les résultats thérapeutiques sont, du reste, bien propres à engendrer l'optimisme et à triompher du scepticisme le plus enraciné. Je le dis hautement, sans crainte de provoquer sur la physionomie de mes lecteurs, ce que Montaigne appelait un léger ply de Gascogne !

Nous ne saurions trop engager ceux qui mettent encore en doute les cures obtenues, à venir les constater de *visu*. Avec leur chef de file, M. Herpin lui-même, ils arriveront rapidement à cette conviction : « Que les eaux minérales sont l'un des agents les plus précieux, les plus efficaces et en même temps les plus agréables que la nature nous ait accordés pour soulager et guérir. »

*
* *

C'est à nos ressources hydriatiques qu'il faut tout d'abord attribuer ces salutaires transformations; la nature nous a prodigué ses trésors et nulle pharmacopée ne saurait rivaliser avec la simplicité des moyens qu'elle emploie.

Les modificateurs hygiéniques ne viennent que secondairement. Ces influences pourraient se résumer en deux mots : chercher ce qui est salutaire, éviter ce qui est nuisible.

Les distractions douces et agréables, le spectacle d'une nature gracieuse et variée, les charmes d'une brillante société, prédisposent favorablement l'économie à une rénovation complète et ajoutent leurs heureux effets à ceux de la médication alcaline.

*
* *

Ce serait une erreur d'aller plus loin et de rapporter exclusivement aux circonstances accessoires de la médication hydro-minérale, aux nouvelles conditions hygiéniques, dans lesquelles se trouvent placés les malades, la puissance curative des eaux. Il suffit, en effet, d'examiner chacun des éléments du problème, sans parti pris, pour se convaincre de l'exactitude de cette assertion. Le voyage qu'il faut faire pour se rendre à Vichy est le plus souvent une occasion de fatigues excessives ; il est fréquemment tenté avec de légitimes appréhensions, et nombre de· valétudinaires ne se risquent à l'accomplir qu'avec l'espérance d'avoir une compensation, auprès des sources.

Si la cohue des baigneurs ne se composait que d'habitants des villes, on pourrait invoquer, comme nous le faisons plus loin, les bienfaits de l'air pur·et du changement de milieu ; mais la campagne, et je comprends dans ce mot les localités moins peuplées que notre station, fournit presque autant de malades que les cités populeuses.

Il en est de même des autres considérants que l'on voudrait faire entrer en ligne de compte, d'une façon trop prépondérante : beaucoup de nos visiteurs trouvent, chez eux, une installation plus confortable, une nourriture plus succulente, que dans les meilleurs hôtels. Enfin, si pour un certain nombre d'entre eux, l'éloignement des affaires ou des causes qui ont engendré leur affection, suffit pour amener le calme de l'esprit et préparer la guérison, pour quelques autres, la privation des joies domestiques se fait cruellement sentir. Quant aux distractions, elles dépassent trop souvent le but ou laissent les étrangers indifférents ; par conséquent, il serait injuste de faire passer l'influence des agents moraux, avant celle des principes minéralisateurs.

* *

Afin de bien établir l'efficacité des eaux minérales, le corps médical tout entier doit réagir contre l'engouement systématique du public, qui, par reconnaissance ou par ignorance, voit partout des panacées. Je sais que quelques confrères font remonter jusqu'à nous la responsabilité de ces opinions fantaisistes. C'est un tort, car nul plus que les médecins hydropathes, n'est intéressé à bien établir l'importance de la médication alcaline, à restreindre le cadre des maladies qui relèvent de cette médication. Notre tâche devient alors plus facile et le succès plus constant.

*
* *

Pour mon compte, je ne me suis rigoureusement occupé que des maladies qui doivent et peuvent être traitées avec succès aux eaux de Vichy.

Les descriptions pathologiques qui suivent ont été faites dans cet esprit : j'ai tenu à bien distinguer les unes des autres les affections similaires et à bien indiquer à quelle période de la maladie le traitement alcalin peut être réellement profitable.

Ces données sont de la plus haute importance et c'est pour ne pas en avoir tenu compte que des malades abandonnés à leur propre direction ont été cruellement éprouvés par les eaux de Vichy, après en avoir obtenu quelques années auparavant de bons résultats.

C'est ainsi qu'une gravelle urique, après avoir été considérablement amendée pendant une saison thermale, pourra être aggravée l'année suivante par le traitement, si dans l'intervalle elle s'est compliquée de cystite

ou d'une lésion profonde des reins. Ces modifications constituent une contre-indication
qui peut parfaitement échapper au malade,
ou, du moins, le laisser indifférent, si elle
attire son attention. Nous avons parlé d'affections similaires ; il est indispensable de les
distinguer les unes des autres : ainsi, tandis
que la gravelle urique sera guérie par les
eaux de Vichy, les autres formes de gravelles
seront presque toujours aggravées par leur
usage.

Quant au moment opportun pour administrer les eaux, il faut également en tenir
compte, puisque les eaux de Vichy ne sont
utiles que dans certaines phases pathologiques ;
c'est ainsi qu'elles n'ont de chances de réussir
que dans les deux premiers degrés de la néphrite parenchymateuse et interstitielle, que
dans le diabète floride, que lorsque la goutte
n'a pas complètement débilité le malade et
qu'il existe de la dyspepsie, etc.

En résumé, nous avons uniquement en-
visagé la pathogénie, la symptomalogie, le

diagnostic des maladies, au point de vue du traitement ; notre objectif continuel a été de dégager et de mettre en lumière tout ce qui pouvait aboutir à une guérison prompte et radicale.

* *

Malgré les plaisanteries de mauvais goût, rééditées chaque année, la célébrité et la vogue des eaux de Vichy n'ont rien perdu de leur prestige et comme par le passé, *les maladies les plus différentes en apparence*, trouvent dans la même source, une modification salutaire.

Cela demande quelques explications.

On a beaucoup épilogué, et c'est un tort, au sujet de l'espèce de contradiction que nous venons de signaler.

Les eaux de Vichy, en effet, agissent plutôt d'une façon générale que locale : c'est par l'excitation de toutes les fonctions de l'économie, c'est en réveillant la vitalité des tissus, en produisant un remontement général, qu'elles modifient les conditions morbides, qu'il s'agit de combattre.

On comprend dès lors qu'elles puissent trouver leur application dans des états relativement disparates.

Réveillez les fonctions gastriques chez une personne atteinte d'obésité et chez une chlorotique, réduite à une maigreur diaphane et dont l'anémie a une origine dyspeptique.

La première maigrira, tandis que la seconde prendra de l'embonpoint ; mais ces deux résultats ne sont que la traduction du même fait, l'augmentation des forces et de l'activité vitale.

C'est à tort, en effet, que l'on considère la surcharge graisseuse comme l'expression de la santé ; elle dénote bien plutôt un appauvrissement général. C'est si vrai que la plupart des personnes obèses sont dans un état continuel de malaise et incapables de supporter le moindre effort physique et intellectuel. Toutes les fonctions sont plus ou moins précaires, plus ou moins languissantes ; la capacité pulmonaire est diminuée, et la puissance intellectuelle se proportionne à l'existence végétative du corps.

En régularisant le travail des fonctions digestives, on activera les combustions internes ; le nombre des cellules adipeuses diminuera, mais celui des fibres musculaires augmentera d'autant ; leurs proportions, leur constitution intime seront modifiées, et le patient, qui naguère ne pouvait pas se mouvoir, renaîtra à une vie nouvelle. Le système musculaire tendra à prédominer au fur et à mesure que l'économie cessera d'être saturée de matériaux hydrocarbonés.

Ces résultats seraient encore plus efficaces et plus rapides sans les mets sucrés et les pâtisseries dont les tables d'hôte sont malheureusement prodigues. Un régime si mal entendu ne peut que contrarier les bons effets des eaux.

*
* *

Un traitement rationnel produira des effets analogues chez cette jeune fille minée sourdement par des pertes utérines incessantes et ne possédant aucun élément de résistance, par suite du délabrement de son estomac : elle retrouvera la fraîcheur et l'exubérance de son âge le jour où, grâce aux eaux de Vichy, elle pourra supporter une alimentation fortifiante.

Sous l'influence d'un régime tonique, à la suite de l'ingestion de l'eau de la source *Mesdames*, qui est à la fois alcaline, ferrugineuse et arsénicale, le sang recouvrera sa plasticité et sa richesse normales ; tous les tissus, tous les organes, l'utérus comme les autres, reprendront leur tonicité primitive et la santé remplacera l'anémie, comme dans le premier cas.

Nous nous trouvons donc en présence du même fait, et nous avions raison de dire, en commençant, que la contradiction n'était qu'apparente.

*
**

Je donne, du reste, cette manière de voir pour ce qu'elle vaut, sans y ajouter plus d'importance : il y aurait prétention à vouloir tout expliquer.

La curiosité humaine se heurte chaque jour à une foule de points d'interrogation. Claude Bernard l'a dit en termes quelque

peu désespérants à ceux qui voudraient toujours une solution aux problèmes si nombreux de notre pauvre humanité : « Ce que
nous savons aujourd'hui n'est rien à côté de
ce que nous saurons un jour ; ce que nous
saurons un jour n'est rien à côté de ce que
nous ne saurons jamais. »

*
* *

Ce que nous savons, ce qui est incontestable et incontesté, c'est que Vichy est une
ville sans rivale où, de tous les points du
monde, on vient faire emplette de santé. C'est
le port du salut pour les malades qui revien-
nent de l'Algérie, du Sénégal, de la Cochinchine et des Antilles.

*
* *

On peut dire, sans aucune hyperbole, que
Vichy réunit toutes les conditions de salubrité et de confort signalées par M. Mialhe,
dans son *Rapport sur les eaux minérales de
France*, lu à l'Académie, dans la séance du
16 janvier 1872 : — Le bon état des sources,
la garantie de leur émergence, l'aménagement qui en maintient l'existence, la pureté, la

durée, sont *à peu près* irréprochables.— Les sources et les établissements qui y sont annexés sont dans une situation saine, agréable, faciles d'accès même pour les plus infirmes, favorisés d'un air pur, pourvus d'eaux potables de bonne qualité et en quantité suffisante, à l'abri des débordements des rivières, des miasmes des marais, des exhalaisons putrides, d'égouts et de déjections humaines, en un mot, de tout ce qui peut donner naissance à des infections nuisibles, à des maladies endémiques ou épidémiques.

La prospérité toujours croissante de Vichy s'explique par ceci, que tout y est fait en vue de la guérison des malades. — Si sur d'autres points il existe des dissentiments regrettables, l'accord est du moins unanime pour atteindre ce but; l'ascendant et la connexité des efforts de tout le corps médcial sont confondus dans cette même pensée, visent ce même objectif.

***

Cet heureux *consensus* constitue, à mon sens, un argument de grande valeur pour la suppression de l'inspectorat médical, qui investit un seul de nous du contrôle et le charge de pourvoir à des améliorations auxquelles se rattachent des intérêts publics de la plus haute importance.

Lorsqu'il s'agit du progrès et de l'intérêt général, le concours de tous est nécessaire, et ce serait faire en même temps un acte de justice et de bonne administration, que d'en tirer profit, que de ne plus fournir prétexte à de légitimes revendications.

* *
*

Tel qu'il est, je pense que ce livre, destiné à vulgariser les notions d'hydrologie, est susceptible de rendre quelques services.

Je serai amplement récompensé de mes efforts, s'il contribue à faire mieux connaître les véritables propriétés des eaux de Vichy, et par suite, s'il attire autour des sources un plus grand nombre de malades.

Dr L. G.

VICHY

ET SES EAUX MINÉRALES

COUP D'ŒIL SUR VICHY

Bien que ce livre soit exclusivement médical, je ne puis m'empêcher de consacrer quelques lignes de description à notre cité thermale.

Sans avoir recours à toutes les épithètes de Mme de Sévigné, sans invoquer le témoignage emphatique de l'abbé Fléchier, on peut dire que Vichy est une charmante petite ville. Nous ne partageons assurément pas l'enthousiasme de ces deux écrivains pour les rivages de l'Allier ; nous ne pensons pas que « le pays soit, seul, capable de guérir », mais nous convenons que la campagne est intéressante, surtout si on a soin de la visiter en artiste et non en malade.

2

*
* *

Dès les premiers jours de mai, lorsque le monde entier semble renaître au souffle de l'amour et de la poésie, Vichy se réveille de son sommeil hivernal et se montre aux étrangers éblouis, avec tous les enchantements et toutes les splendeurs, qui en font la première ville d'eaux du monde.

*
* *

Les malades de tous les pays, les touristes, les hommes de science et d'industrie, les époux, encore sous le charme de cet astre rose appelé lune de miel, tous ceux qui souffrent ou sont fatigués de la vie, viennent chercher dans ces lieux prédestinés, la santé, la paix et le bonheur !

Là, ils oublient les bruits et les tumultes de la politique, les soucis fiévreux de la spéculation, les luttes de l'ambition ; ils y trouvent un refuge contre la tristesse et l'ennui, un doux nid pour leurs amours et un baume pour leurs souffrances.

Inveni requiem, spes et fortuna valete, est-on tenté de s'écrier avec le poéte latin.

*
* *

Cet éclat, ce rayonnement ne cessent qu'avec les beaux jours.

L'arrière-saison, elle-même, comporte des charmes qui font oublier et les absents et la chûte des feuilles : les réunions deviennent plus intimes, les liaisons plus faciles, plus profondes et l'on se quitte avec l'espoir de se retrouver.

Les malades paisibles qui préfèrent à la bruyante agitation des foules et au grand train de la vie mondaine, un peu de solitude et de calme, ne sauraient choisir un moment plus favorable, pour venir faire une cure thermale.

Dans cette période, on trouve plus de facilités pour l'heure des bains et des douches, plus de confortable dans les hôtels, où règne nécessairement moins d'encombrement ; la vie est elle-même plus régulière et le traitement n'en donne que de meilleurs résultats.

* *

Les événements de 1870, en imposant au patriotisme français le devoir de délaisser les eaux d'Allemagne, ont eu pour résultat immédiat de mieux faire connaître et apprécier les ressources dont nous disposons.

La comparaison ne pouvait être qu'à notre avantage ; le résultat ne s'est pas fait attendre.

Aujourd'hui, nous n'avons plus à maugréer contre l'indifférence routinière qui poussait les favoris de la fortune vers l'Allemagne, et laissait les établissements français dans un état d'infériorité relative.

Vichy possède toutes les séductions des établissements jadis en vogue sur les bords du Rhin; notre ville ne laisse rien à désirer, même aux raffinés de la civilisation moderne, qu'un entraînement irréfléchi fait courir après le plaisir, quand la raison commande de chercher la santé, et elle possède des ressources hydriatiques d'une efficacité, d'une abondance incomparables, à l'usage des malades vraiment soucieux de leur existence.

On peut, sans crainte d'être démenti par les faits, appliquer à cette station minérale ce que M. Gubler disait de la France, en ouvrant un cours de thérapeutique : « Quel autre pays pourrait procurer aux malades une telle réunion de circonstances favorables à la cure ? — Où l'étranger trouverait-il un accueil plus bienveillant que chez cette nation courtoise, humaine, généreuse, dont le cœur n'a jamais su nourrir un ressentiment ? — En quel lieu le valétudinaire qui va chercher aux eaux la santé, trouvera-t-il des soins plus éclairés et plus dévoués qu'auprès du personnel médical de nos établissements thermaux, où brillent d'éminentes individualités, et qui, nous pouvons le dire sans flatterie, est généralement composé d'hommes de science, et qui plus est, de conscience ? »

*
* *

Ajoutons, pour être juste, que les étrangers sont, ici, moins exposés que partout ailleurs à être les victimes de la rapacité des maîtres d'hôtel.

Les indigènes de la plupart de nos villes d'eaux, considèrent à tort les malades comme une proie qui leur appartient et qu'ils ont le droit de rançonner à discrétion. Il n'en est pas de même à Vichy.

*
* *

Les Eaux de Vichy étaient connues et fréquentées par les Romains. Dans les fouilles qui ont été faites, on a trouvé des vestiges de piscines, des marbres faisant partie de baignoires, des médailles de Néron, de Claudien, etc.

Vichy était une place forte du temps de la guerre de la Praguerie. Charles VII, en 1440, après avoir assemblé les Etats d'Auvergne à Clermont, voyant que les seigneurs et princes révoltés, qui avaient juré de se soumettre, manquaient à leur parole, vint assiéger Vichy.

La place était défendue par un nommé Barette, qui la rendit au roi.

Louis XIV commença cette longue série d'améliorations et d'embellissements qui ont fait de Vichy la première station thermale, non-seulement de France, mais du monde entier.

Mesdames Adélaïde et Victoire de France, continuèrent l'œuvre du grand roi.

Mais ce n'est guère que depuis 1861 que cette station thermale est entrée dans la voie de prospérité inouie qui lui a valu la visite des hôtes les plus illustres et des malades de toutes les nations.

* *

Pour tout ce qui a trait aux origines et à l'histoire de Vichy, nous ne saurions trop recommander aux personnes désireuses de s'instruire, le livre de M. Louis Nadeau (*Vichy historique* [1]). — Cet ouvrage contient tous les documents qui peuvent intéresser la curiosité la plus avide.

* *

La vieille et une partie de la nouvelle ville ont été bâties sur des *travertins* ou calcaires

---

1 En vente chez tous les libraires de Vichy. — Un joli volnme in-18. Prix: 3 francs.

aragoniteux, dont on voit au sud-est les magnifiques affleurements en falaises, connus
sous le nom de *Rocher des Célestins*. Le
dépòt en forme de champignon calcaire, sur
lequel est bâti le vieux Vichy, aurait été
formé par l'épanchement en cascades des eaux,
après la période diluvienne, et l'abondance
de leur écoulement aurait été supérieure « à
tout ce dont les conditions actuelles de la
nature peuvent nous donner une idée ! »

Ces énormes dépôts, dûs à l'évaporation
de l'eau des sources, ont demandé des siècles
pour se produire ; c'est aussi à la longue
seulement que les canaux d'arrivée se sont
obstrués.

« Rien de plus ravissant, de plus frais, de
plus propre à reposer la vue que le tapis de
plantes et de fleurs de toutes sortes qui, dès
le printemps, couvre les rochers ; les plantes
ligneuses et herbacées se disputent les moindres surfaces du roc, pour s'y fixer et gazonner
cette grande muraille naturelle qui s'étend
depuis les jardins de la rue Verrier, jusqu'aux
bains de l'établissement Lardy : végétaux
annuels ou vivaces herbacés, arbustes ou
sous-arbrisseaux, tous finissent par trouver
place au soleil ; les racines se logent tant bien
que mal dans les joints et les fissures ; les

mousses et les lichens veloutés, aux scutelles glabres ou barbues, si lisse que soit la surface aride et sèche des parties mamelonnées du roc, s'implantent aussi sur les points où rien de ce qui vit ne semble pouvoir prospérer. La nudité de la roche est couverte, et ainsi s'accomplit l'éternelle reviviscibilité de la surface de la terre, par le règne végétal ».

(Jourdan, Flore de Vichy, p. 37).

Grâce aux plantes, la nature a toujours des caresses et des sourires pour son maître et seigneur, l'homme, parce qu'elle est éternellement jeune et qu'elle renaît éternellement d'elle-mème. L'antique monastère croulant et démantelé des Célestins, leur doit un cachet de jeunesse et de grâce qui contraste singulièrement avec l'austérité de l'aspect général.

*
* *

L'excellence du climat de Vichy ressort éloquemment de l'immunité remarquable dont ses hôtes y ont joui, alors que le choléra faisait des ravages épouvantables dans la plupart de nos grandes villes.

En 1832, cette année funeste où Paris enregistra jusqu'à 1800 décès cholériques par jour, Vichy, presque délaissé par ses visiteurs habituels, conservait intact son état de salubrité normale ; les années 1849, 1853 et 1864 se sont écoulées comme les précédentes, sans qu'il se soit produit d'observation relative au choléra, qui se développa avec tant de violence sur divers centres de population, même circonvoisins.

Non-seulement le climat, mais encore les eaux agissent ici comme médication préventive. Dans la deuxième période du choléra, les alcalins, en raison de leurs propriétés de fluidifier le sang et de favoriser la circulation, sont parfaitement indiqués.

Nous n'avons pas à insister sur ce fait : nous avons eu tout simplement pour but en le signalant, de faire connaître un des côtés climatériques de la région. Il est bon que l'on sache, si jamais le terrible minotaure reparaît à l'horizon, que notre ville offrira aux émigrants des contrées décimées un abri d'autant plus sûr, que l'encombrement est moins à redouter.

Mais ce n'est pas seulement aux époques d'épidémie que Vichy doit servir de refuge à ceux qui habitent les grands centres de population. Son hospitalité est profitable en tout temps à ceux qui respirent l'air vicié et confiné des cités populeuses, à ceux qui s'étiolent, qui languissent dans l'enceinte délétère des villes.

*
* *

Le changement d'air et de climat a toujours été regardé par les médecins, comme un remède très-efficace dans la première période de beaucoup de maladies, et la justesse de cette opinion est confirmée par la raison et l'expérience. On remarque journellement que la santé s'améliore, lorsque, même pendant peu de temps, on a quitté une grande ville pour habiter la campagne, et il n'est personne qui n'ait eu l'occasion de voir des maladies être arrêtées dans leur marche ou même guéries, parce que celui qui en était atteint, avait changé de climat.

C'est ainsi que certaines dyspepsies, pour ne parler que des affections qui se traitent à Vichy, sont souvent suspendues ou guéries, après avoir résisté à un long traitement, par un simple changement de demeure, ou bien, sous l'influence de ce changement, elles cèdent facilement à l'action de remèdes qui auparavant n'avaient fait que peu ou point d'impression sur elles.

*
* *

Si un résultat aussi marqué est produit par un changement de climat ordinaire, il est raisonnable de penser qu'un changement

complet pour l'air, le régime et les habitudes,
lorsqu'il s'agit d'une ville comme Paris où
l'air est chargé de principes morbifiques,
insuffisant, où l'alimentation est sujette à tant
de fraudes, où la vie est si enfiévrée, où on
s'use si rapidement;

Il est, dis-je, raisonnable de penser qu'un
pareil changement constitue un des remèdes
les plus capables de remédier à cette débilité
des forces vitales, à cette *cachexie* inommée
et mal définie qui atteint les habitants des
villes.

* *

Les Parisiens ne sauraient préférer impunément, comme Mme de Staël, dans l'amer-
tume de son exil, le ruisseau de la rue du Bac
aux plaines Virgiliennes !...

S'ils tombent dans des états constitutionnels,
qui n'attendent qu'une cause accidentelle
pour se traduire en maladie, c'est précisément
parce qu'ils ne savent pas ou qu'ils ne peuvent
pas se soustraire à l'empoisonnement, qui
résulte de l'agglomération. Il suffirait souvent
d'une absence de quelques jours, pour arrêter
ces tristes dispositions et les changer en apparences de force et de santé.

Un certain nombre d'entre eux, je le sais,
viennent chaque année, demander au climat

de l'Allier, de substituer un aliment pur et
fortifiant à l'aliment vicieux de leur appareil
respiratoire; mais ce n'est pas assez et il est
à désirer que l'affluence soit à l'avenir encore
plus considérable.

Tous les âges peuvent s'y donner rendez-
vous :

L'âge de la puberté, cette époque de lutte
intellectuelle et organique, trouvera dans ce
milieu bienfaisant un auxillaire hygiénique
des plus puissants; et plus tard, à l'époque
des plaisirs énervants, des passions du cœur,
des soucis de la vie, les mêmes moyens, se-
condés par nos ressources hydriatiques, pourront encorè remonter l'énergie organique.

Nombre de femmes épuisées par les nerveuses surexcitations de la vie mondaine ou
par des couches laborieuses, répétées, y trouveront les forces qui peuvent rendre les unes
mères et soutenir les autres contre les fatigues
de la maternité.

Combien d'hommes, de leur côté, qui,
usant leur vie dans l'excès du travail ou du
plaisir, pourront puiser ici une vigueur nouvelle et renouveler l'histoire du Titon de la
fable.

Enfin, la vieillesse elle-même, la vieillesse
affaissée et impressionnable, y rencontrera à

son tour, un appui, un contre-poids, des
éléments de résistance, qui lui permettront
d'arriver sans secousses et sans souffrances à
ce repos mystérieux que la nature ménage à
tous les êtres, comme une nuit calme, après
un jour d'agitation !

*
* *

Après l'éloge, la critique : elle ne sera pas
longue et le mot critique est encore impropre
pour traduire l'expression des *desirata* qui
suivent.

*
* *

1° La seule cause d'insalubrité que nous
ayons à signaler, est la présence d'eaux stra-
gnantes sur la rive gauche de l'Allier et à
l'extrémité du nouveau parc. L'existence de
ces foyers d'infection miasmatique ne s'est
traduite, jusqu'à ce jour que par quelques cas
isolés et peu graves de fièvres intermittentes ;
mais c'est déjà trop pour une ville qui doit
être irréprochable, au point de vue hygiénique.
Espérons que l'édilité y pourvoiera !

*
* *

2° Il serait aussi à désirer que l'on mul-
tiplia certains refuges, dans les endroits les
plus fréquentés : il y a vraiment pénurie à ce
point de vue et les trop rares colonnes qui se

trouvent sur les promenades publiques, ont
une forme hideuse.

Intelligenti pauca!...

*
* *

3° Ne pourrait-on pas nous débarrasser de
cette troupe peu intéressante de mendiants,
qui exploitent la crédulité publique ? Dumas
fils raconte quelque part que le paradis ter-
restre avec la mendicité, ce serait l'enfer ; que
ce fléau gâte tout, qu'il aime mieux les sables
du Sahara, le vent de la montagne qui a rendu
fou Gastibelza, que Naples, avec son golfe,
son ciel azuré, son atmosphère transparente,
son Vésuve et sa :... mendicité !

L'assistance à domicile pour les nécessiteux,
la police pour les fainéants et les bouquetières
effrontées, devraient épargner aux baigneurs
la vue de ces guenilles, sous lesquelles le vice
et la paresse se cachent trop souvent !

*
* *

4° Un dernier mot pour en finir avec les
améliorations que nous voudrions voir s'in-
troduire à Vichy : il s'agit d'une installation
nouvelle ou du moins plus complète des bains
d'étuve, des salles de sudation. Il ne saurait
être question de l'antique bain de vapeur,
mais bien d'un moyen propre à exciter l'ex-

crétion sudorale, sans agir sur les bronches, de façon à préserver la tête et à procurer aux poumons l'avantage de respirer un air pur et frais.

*
* *

Divers appareils en toiles imperméables, des châssis-pliants avec housse en moleskine, des boîtes à sudation en chêne, etc., permettent d'atteindre ce but; nous voudrions pouvoir faire simplement usage de ces appareils, à l'exclusion absolue de ces amphithéâtres insalubres où on agglomère les malades, où plusieurs personnes respirent un air chargé de leurs émanations respectives, altéré par les produits de l'expiration et de la transpiration cutanée.

*
* *

Pour donner une idée de l'importance de cette médication, nous rappellerons combien est fréquente dans le diabète, la dépravation ou l'interruption des sécrétions de la peau ! Hufeland a même considéré la suppression chronique de la sueur, comme étant de toutes les causes éloignées du diabète, la plus importante. MM. Bouchardat et Mialhe ont également insisté sur la suppression de la transpiration et préconisé les sudorifiques.

Mais c'est surtout dans la gravelle urique, dans la goutte [1], où on aurait tout avantage à obtenir de l'excrétion tégumentaire, dont les organes sont si *patients*, tous les résultats thérapeutiques qu'ils peuvent donner.

Pourquoi ne pas agir sur les millions de glandes qui existent à la surface du corps humain, alors surtout que le rein, l'organe délicat par excellence est déjà malade ?

Pourquoi lui donner un surcroît de travail, alors que les glandes sudoriques se prêtent si bien à l'élimination de la plupart des produits qui existent normalement ou pathologiquement dans l'organisme ?

**

L'étuve sèche est la plus apte à donner de bons résultats ; on ne devra élever que gra-

---

[1] La suppression de la transpiration cutanée est un des symptômes caractéristiques de l'attaque de goutte. C'est au point qu'un grand nombre de goutteux sont avertis de l'imminence de ces attaques par un sentiment tout particulier de sécheresse et d'aridité vers la peau, laquelle semble ne plus fonctionner.

Quand on réfléchit à la quantité de matières salines ou autres qui s'échappent par la transpiration, on comprend que la rétention de ces mêmes matières au sein de nos tissus doive modifier profondément la composition des humeurs et par suite n'être pas étrangère au plus ou moins de gravité des manifestations goutteuses.

duellement la température du bain. La
moyenne sera de 60 à 65 degrs écenti ‌‌ades.
Le séjour ne devra pas être prolongé au-delà
de trente à quarante minutes.

Avec l'étuve sèche, la peau ne s'humecte
que par la sueur, qui est presque aussitôt
vaporisée, tandis que dans l'étuve humide,
la vapeur d'eau se condense à la surface de
la peau, l'air est promptement saturé et la
sueur ne s'évapore point ; il se produit même
des phénomènes assez pénibles : oppression,
anxiété, palpitations, etc.

*
* *

Je n'ai pas cru devoir taire ce nouveau
moyen de venir en aide aux malades : je laisse
à la Compagnie fermière le soin de l'appliquer.
Je souhaite, dans l'intérêt de tous, que l'honorable inspecteur des eaux de Vichy, se
montre favorable à ce projet.

*
* *

Le Vichy rayonnant, étincelant des beaux
jours, c'est le Vichy des abords du Casino :
« C'est là que palpite l'âme de Vichy, là que
se concentre sa vie, là qu'il frémit, qu'il s'agite,
qu'il s'enivre de musique et de parfums ».

On a assez célébré les ombrages des deux
parcs, les charmes de l'enclos des Célestins,

3

la fraîcheur, le confortable du théâtre et des salons, l'excellence de l'orchestre, le luxe des toilettes, pour que nous soyons dispensé d'y insister.

Paulò majora canamus !

SOURCES DE VICHY

Les eaux de Vichy viennent au premier
rang des eaux bicarbonatées sodiques, par la
richesse de leur minéralisation, leur abondance et leur valeur thérapeutique.

*
* *

D'après Bouquet, les sources ont leur point
de départ au-dessous des terrains lacustres
et sont réellement de formation géologique,
comme les roches cristallisées auxquelles elles
sont subordonnées. C'est à peine si elles se
chargent des principes contenus dans les ar-
giles ou les calcaires supérieurs ; elles forment,
au contraire, au milieu de ces roches, des
dépôts concrétionnés et s'isolent ainsi par un
canal à parois solides, empruntées à leur
propre substance. Quant à la petite quantité
de carbonate et de sulfate de chaux qu'elles
ont prise, lors de leur passage dans les couches

calcaires, elles ne tardent pas à l'abandonner aussitôt après leur jaillissement, soit dans les tuyaux de conduite, soit dans les bassins de réception. Les concrétions spontanées, signa-lées tout à l'heure, forment de véritables cheminées autour des canaux naturels d'as-cension, qui finiraient par s'obstruer complé-tement, si, de temps à autre, on ne prenait pas le soin de les dégager.

**

Vichy repose sur une immense nappe sou-terraine d'eaux minérales, et il serait très-facile de forer de nouveaux puits. Chaque particulier aurait le sien si l'État n'avait pas fixé un périmètre de protection pour mettre à tout jamais l'intégrité des sources actuelle-ment exploitées, *à l'abri des tentatives de détournement ou d'altération.*

**

Les sources du bassin de Vichy appartien-nent en grande partie à l'État ; quelques-unes seulement sont des propriétés privées.

Les unes sont chaudes, les autres froides ; les sources thermales jaillissent naturellement des entrailles de la terre et sont situées à de grandes profondeurs.

Les sources athermales, encore appelées artificielles, n'ont jailli qu'à la suite d'un forage.

* * *

L'observation tend à prouver que la température des sources tient à leur plus ou moins de profondeur : une source sera d'autant plus chaude qu'elle sera plus profonde. Les puits artésiens sont les moyens par lesquels on a pénétré le plus avant dans l'intérieur de la terre, et voici les résultats que l'on a obtenus, au point de vue qui nous occupe.

Le puits de Grenelle à Paris est profond de 547 mètres et possède une température de 27° 7.

Le puits de Mondorff, dans le Luxembourg, atteint 671 mètres ; sa température est de près de 33°.

Celui de Neusalz-Werk, près de Minden, est de 696 mètres et fournit de l'eau à une température de 33° 6.

Le puits le plus profond est celui de Saint-Louis, dans l'Amérique du Nord : il mesure 1,125 mètres. L'eau a 41° 1 de température.

La progression, comme on le voit, est bien nette, bien constante, et il ne faut pas chercher ailleurs que dans des différences de profondeur, l'explication des différences de température des sources de Vichy.

En poussant plus loin les analogies, on pourrait presque, d'après ces données, établir la profondeur des sources, suivant leur température. C'est ainsi qu'en tenant compte de ce qui précède, nous pourrions conclure que la source de la *Grande-Grille* doit avoir à parcourir un trajet ascendant de 1,100 à 1,200 mètres, avant d'arriver à la surface du sol [1].

Je laisse à ceux qui voudront faire des calculs le soin d'évaluer ainsi la profondeur de chaque source.

*
* *

Voici les noms des sources de Vichy :

SOURCES DE L'ÉTAT

Température

44°7	Source Chomel.........	
41°8	Grande-Grille..........	Sources
30°8	Hôpital..............	thermales,
29°2	Source Lucas.........	
22°5	Puits Brosson ou du Parc	
14°2	Célestins (3 sources)....	Sources
14°5	Hauterive...........	athermales.
16°8	Mesdames...........	

1 Ce trajet doit être même plus considérable, attendu que, selon toute probabilité, la cheminée ascensionnelle des sources naturelles décrit de nombreuses sinuosités.

SOURCES DES PARTICULIERS

Température

23°8	Lardy...............	
10°5	Saint-Yorre (2 sources)..	Ces eaux
15°	Source Larbaud	sont froides.
27°8	Vesse...............	
	Prunelle........	

*
* *

Les sources de Cusset peuvent être considérées, comme faisant partie du bassin de Vichy. Nous consacrerons donc quelques pages aux deux principales : *Elisabeth* et *Sainte-Marie.*

Nous ne pouvons qu'indiquer les puits de l'Abattoir et de Tracy, qui ont beaucoup moins de notoriété.

*
* *

On trouvera dans les deux tableaux qui suivent des indications très-exactes sur la constitution intime des principales sources que nous venons d'énumérer.

TABLEAU *comprenant les quantités des divers composés salins, hypothétiquement attribués à un litre de chacune des eaux minérales du bassin de Vichy* (BOUSQUET, Composition chimiques des eaux de Vichy.)

DÉSIGNATION DES LOCALITÉS	VICHY									VESSE	HAUTE-RIVE	SAINT-YORRE	ROUTE de CUSSET
DÉNOMINATION DES SOURCES	Grande-Grille	Puits-Chomel	Puits-Carré	Lucas	Hôpital	Célestins	Nouv. source des Célestins	Puits Brosson	Puits de l'Enclos des Célestins	Puit de Vesse	Puits d'Hauterive	Puits de St-Yorre	Puits de Mesdames
Acide carbonique libre....	0,908	0,768	0,876	1,751	1,067	1,049	1,299	1.555	1,750	1,968	2,183	1,333	1,908
Bicarbonate de soude.....	4,843	5,091	4,893	2,004	5,029	5,103	4,101	4,857	4,910	3,537	4,887	4,881	4,016
— de potasse...........	0,352	0,371	0,378	0,282	0,440	0,315	0,231	0,292	0,527	0,222	0,189	0,233	0,189
— de magnésie.........	0,303	0,388	0,335	0,275	0,200	0,328	0,554	0,213	0,238	0,382	0,501	0,479	0,428
— de strontiane........	0,303	0,003	0,003	0,003	0,005	0,005	0,005	0,005	0,005	0,005	0,003	0,005	0,003
— de chaux.	0,434	0,427	0,421	0,515	0,570	0,462	0,499	0,614	0,710	0,601	0,432	0,514	0,604
— de protoxyde de fer...	0,004	0,004	0,004	0,004	0 004	0,004	0,044	0,004	0,628	0,004	0,017	0,010	0,026
— de protoxyde de mang.	traces	tr.	tr.	tr.	tr.	tr.	tr.	tr.	tr.	tr.	tr.	tr.	tr.
Sulfate de soude........	0 291	0,291	0,291	0,291	0,291	0,291	0,314	0,314	0,314	0,243	0,291	0,271	0,250
Phosphate de soude	0,130	0,070	0,028	0,070	0,046	0,091	tr.	0,140	0,081	0,162	0,046	tr.	tr.
Arséniate de soude.......	0,002	0,002	0,002	0,002	0,002	0,002	0,003	0,002	0,003	0,002	0,002	0,002	0,003
Borate de soude.........	traces	tr.	tr.	tr.	tr.	tr.	tr.	tr.	tr.	tr.	tr.	tr.	tr.
Chlorure de sodium......	0,534	0,534	0,534	0,518	0,518	0,534	0,550	0,550	0,534	0,508	0,508	0,518	0,355
Silice.................	0,070	0,070	0,058	0,050	0,050	0,060	0,065	tr.	0,065	0,041	0,041	0,005	0,032
Matière organique bitumin	traces	tr.	tr.	tr.	tr	tr.	tr.	0,055	tr.	tr.	tr.	tr.	tr.
Totaux.........	7,914	7,959	7,883	8,797	8,222	8,244	7,365	8,601	9,165	7,755	8,956	8,298	7,811

TABLEAU *comprenant les proportions des divers principes, acides et basiques, contenues dans un litre de chacune des eaux minérales du bassin de Vichy.*

DÉSIGNATION DES LOCALITÉS	VICHY									VESSE	HAUTE-RIVE	SAINT-YORRE	ROUTE de CUSSET
DÉNOMINATION DES SOURCES	Grande-Grille	Puits Chomel	Puits Carré	Lucas	Hôpital	Célestins	Nouvelle source des Célestins	Puits Brosson	Puits de l'Enclos des Célestins	Puits de Vesse	Puits d'Hauterive	Source de St-Yorre	Puits de Mesdames
Acide carbonique	4,418	4,429	4,418	5,348	4,710	4,705	4,647	5,071	5,499	4,831	3,640	4,957	5,029
— sulfurique	0,164	0,164	0,164	0,164	0,164	0,164	0,177	0,177	0,177	0,137	0,164	0,153	0,141
— phosphorique	0.070	0,038	0,015	0 038	0,025	0,050	traces	0,076	0,044	0,088	0,025	traces	traces
— arsénique	0'001	0,001	0,001	0,001	0,001	0,001	0,002	0,001	0,002	0,001	0,001	0,001	0,002
— borique	traces	traces	traces	traces	traces	traces	traces	traces	traces	traces	traces	traces	traces
— chlorhydrique	0,334	0,334	0,334	0,324	0.324	0.334	0.341	0.341	0,334	0,318	0,334	0,324	0,222
Silice	0,070	0,070	0,068	0,050	0,050	0,060	0,065	0,055	0,065	0,041	0,071	0,052	0,032
Protoxyde de fer	0,002	0'002	0,002	0,002	0,002	0,002	0,020	0,002	0,013	0.002	0,008	0,005	0.012
Protoxyde de manganèse	traces	traces	traces	traces	traces	traces	traces	traces	traces	traces	traces	traces	traces
Chaux	0,169	0,166	0,164	0,212	0,222	0,180	0,272	0,239	0.275	0,265	0,168	0,200	0,235
Strontiane	0,002	0,002	0,002	0,003	0,003	0,003	0,003	0,003	0,003	0,003	0,002	0,003	0,002
Magnésie	0.097	0,108	0,107	0,088	0,064	0,105	0,177	0,068	0,076	0,122	0,160	0,153	0,136
Potasse	0,182	0,192	0,196	0.116	0.228	0.163	0,120	0,151	0.273	0.115	0,098	0.121	0,098
Soude	2,488	2,536	2,445	2,501	2,500	2,560	2,124	2,500	2,486	1,912	2,363	2,409	1,957
Matière bitumineuse	traces	traces	traces	traces	traces	traces	traces	traces	traces	traces	traces	traces	traces
Totaux	7,997	8,042	7,916	8,877	8,302	8,327	7,931	8,637	9,428	7,835	9,039	8,378	7,806

*
* *

M. Lecomte a constaté la présence de l'iode dans l'eau concentrée de Vichy.

M. de Gouvenain (*Recherches sur la composition chimique des eaux thermo-minérales de Vichy*, 1873) y a découvert le brome, non soupçonné jusqu'a ce jour, le fluor, les acides phosphorique, azotique, le plomb, le cuivre, lui-même. Les analyses lui ont fait déceler dans les dépôts calcaires qui incrustent la vasque de la Grande-Grille, le fer, le manganèse, le zinc, l'alumine, le cobalt.

La méthode spectrale a révélé à M. L. Grandeau et à tous ceux qui sont venus après lui, les raies caractéristiques du lithium, du cœsium, du rhubidiun.

*
* *

Voilà bien des corps, et il est probable qu'il en reste encore d'autres à découvrir. L'esprit reste confondu, en présence d'une semblable minéralisation : elle met à néant les préventions de ceux qui ne voient dans nos sources qu'une solution de bicarbonate de soude. Comment expliquer après cela les effets des eaux, d'après leur composition ? — Heureusement que l'expérience des siècles est aujourd'hui acquise à la pratique thermale et elle prouve une fois de plus que si les théories passent, que si les doctrines s'effondrent, les faits, eux, restent et ne sauraient être mis en doute.

Un mot maintenant sur chaque source.

SOURCES DU BASSIN DE VICHY

SOURCE CHOMEL

La plus chaude et la moins active des eaux de Vichy. Cette source, située dans l'établissement des bains de première classe, est aujourd'hui confondue avec le *Puits-Carré,* dont elle n'est qu'une dérivation. L'énorme quantité d'eau qu'elle fournit sert, en grande partie, à alimenter les baignoires. Sa buvette est surtout fréquentée par les personnes douées d'une certaine susceptibilité des organes respiratoires, par celles qui, atteintes d'une bronchite passagère, ne veulent pas interrompre leur traitement.

La source *Chomel* peut être utilisée au début du traitement, au commencement et à la fin de la saison surtout, alors que la température extérieure est peu élevée et ne comporte guère l'ingestion d'une eau froide; mais c'est à tort qu'on lui attribue des propriétés vraiment curatives dans les maux de gorge, les angines simples, le catarrhe pulmonaire, etc.

Ce serait se leurer d'un vain espoir que d'accorder à cette source une confiance qu'elle ne mérite pas : on ne vient pas, du reste, à Vichy pour cet objet, et nos eaux ont assez de propriétés pour que nous n'admettions pas à la légère celles qu'elles ne possèdent pas.

*
* *

La source *Chomel* a une légère odeur sulfureuse ; c'est sans doute à ce fait qu'elle doit sa réputation. Les personnes qui seraient incommodées par l'odeur du principe sulfureux, n'ont qu'à agiter leur verre avant de l'absorber, pour chasser la plus grande partie du gaz en dissolution. C'est au-dessus de l'émergence de cette source que l'on recueille le gaz carbonique, utilisé de diverses manières, comme nous l'indiquerons plus loin.

*
* *

Nous ne saurions trop recommander aux malades de ne séjourner dans la galerie centrale de la source, que le temps strictement nécessaire : l'atmosphère y est chargée de poussières et il existe des courants d'air encore plus nuisibles aux bronches que la source *Chomel* ne leur est utile.

GRANDE-GRILLE

Cette source est la plus suivie de toutes les sources de Vichy. Au fort de la saison, en juillet, on ne peut s'en approcher qu'avec difficulté ; on se dédommage de l'attente, en cherchant à lire sur les traits des voisins le diagnostic de leur maladie. On retrouve en effet autour du bassin où jaillit l'eau de la *Grande-Grille* un certain nombre de ceux qui ont été victimes d'un séjour trop prolongé dans les climats chauds ou qui ont vécu dans des pays insalubres. De tous les points de l'univers, ceux qui sont atteints du côté du foie ou de la rate, se donnent rendez-vous dans l'angle nord-est du grand établissement et chaque année, des cures aussi étonnantes que rapides viennent justifier cet empressement.

*
**

L'eau de la *Grande-Grille* a 41° 8 de température ; elle émerge directement des entrailles de la terre. Elle peut être considérée comme le type principal des eaux de Vichy ; elle contient 8,914 de composés salins, et le bicarbonate de soude est représenté par 4,883 dans ce chiffre. Son rendement est de 96,000 litres par 24 heures.

Indépendamment de l'émergence extérieure, il existe dans le sous-sol un second régime qui fournit aux bains de l'établissement et à l'exportation.

*
* *

L'eau de la *Grande-Grille* perd beaucoup à être transportée ; c'est sur place qu'il faut la boire. Il en est de même de toutes les sources chaudes. Les sources froides valent infiniment mieux comme eaux de table ; ce sont les seules que nous ordonnons à distance.

*
* *

Il importe ici de combattre le préjugé qui veut que chaque source ait une individualité propre, des propriétés particulières.

Je veux bien attribuer à autre chose qu'à la routine, l'habitude que l'on a de renvoyer les affections du foie et de la rate à la *Grande-Grille,* celles du tube digestif à l'*Hôpital,* celles des voies urinaires aux *Célestins ;* mais il n'en reste pas moins vrai que toutes les sources ont de grandes analogies de composition.

L'important est que le malade arrive rapidement et sans secousse à la tolérance, et on obtient ce résultat par des moyens qui varient suivant l'idiosyncrasie et le tempérament des malades. Les uns ne supportent pas l'eau chaude, les autres la digèrent mieux que l'eau froide ; quelques tâtonnements peuvent devenir indispensables, et ils sont infiniment préférables à une systématisation absolue, fort mauvaise en médecine, aussi bien qu'en tout autre chose.

* *
*

Certaines personnes se plaignent parfois, après l'ingestion des premiers verres d'eau de la *Grande-Grille*, de vertiges, d'étourdissements. Le plus souvent l'intempérance est le point de départ de ces phénomènes ; mais dans certains cas cependant, ils se produisent malgré la plus grande réserve. Le fait a été observé nombre de fois, et il n'a pas encore reçu d'explication satisfaisante. Dans ma pensée, ces phénomènes indiquent un refus, une résistance de la part de l'économie, et j'ai pour habitude de conseiller le changement.

Du reste, la *Grande-Grille* étant très-active, il convient de n'en prendre, en commençant, que des doses modérées, pour les augmenter ensuite graduellement.

⁎

Il sera bon de commencer par un verre matin et soir, et même quelquefois par moins, et d'arriver insensiblement, après cinq à six jours, à la dose maximum : il est rare que quatre à cinq verres ne suffisent pas pour obtenir les effets thérapeutiques les plus complets.

Le verre ordinaire contient 180 grammes de liquide. Toutes les donneuses d'eau vendent des verres gradués qui permettent d'évaluer d'une façon très-précise, la quantité d'eau minérale à ingérer.

⁎

Inutile d'ajouter qu'il faut attendre qu'un verre soit digéré, avant d'en prendre un autre.

HOPITAL

Cette source, qui est chaude, doit son nom à la situation qu'elle occupe en face de l'hôpital civil. Sa température ordinaire oscille entre 30° et 31° centigrades ; elle renferme 5,029 de bicarbonate de soude et donne en moyenne 60,000 litres d'eau par 24 heures. La température de la source est sujette à des variations, après les pluies surtout ; tout le monde a pu constater un abaissement assez notable, à la suite des travaux d'aménagement exécutés au commencement de la saison 1875, alors que les bouillons de la source n'étaient pas encore contenus et limités, dans une partie du bassin. Ce fait justifie bien les réclamations de ceux d'entre nous qui, pour prévenir toute déperdition, réclament un captage et un appareil de distribution hermétique.

Il est regrettable de voir deux sources aussi importantes que la *Grande-Grille* et l'*Hôpital* laissées à ciel ouvert ou à peu près, quand il serait si facile d'y remédier.

* *

Les eaux alcalines, c'est vrai, sont celles où domine la plus grande force d'attraction et où le dégagement du gaz carbonique éprouve le retard le plus considérable ; mais les recherches de M. H. Buiguet prouvent, d'autre part, que ces mêmes eaux, exposées à l'air libre, éprouvent une perte de gaz continuelle, tant que l'acide carbonique qu'elles retiennent en dissolution n'a pas atteint l'état de raréfaction de celui qui se trouve dans l'air.

*
* *

La matière verte qui existe au pourtour du bassin de la source de l'*Hôpital* a paru constituée à M. Haine, par deux algues de tribu différente, auxquelles il a donné le nom d'*Ulothri Vichyensis* et *de navicula Vichyensis*.

Pour M. Jourdan, cette matière verte serait uniquement constituée par le *Proto derma thermale*, et cette algue se rencontrerait dans les meilleures conditions de vie possible dans le bassin de la source *Rosalie,* puisque la température de 31° centigrades de l'eau, à quelques fractions près, est exactement la température moyenne dans laquelle les plantes thermales de ce type doivent le plus abondamment se produire et se développer.

La coupole qui surmonte la source seconderait la croissance de cette algue ; elle deviendrait sa complice en lui distribuant une lumière diffuse, de moyenne intensité, très-favorable à sa vie organique.

*
* *

L'eau de l'*Hôpital,* comme celle des autres sources de Vichy, doit certainement quelques-

unes de ses propriétés aux matières organiques qui s'y trouvent à l'état de dissolution.
Elles échappent à l'analyse, mais leur présence
et leur rôle ne saurait être mis en doute ; c'est
à elles qu'il faut attribuer l'action bienfaisante
de l'eau de l'*Hôpital* dans le traitement des
affections utérines. C'est avec raison que les
dames recherchent les bains de la piscine de
la place Rosalie.

La nouvelle installation, plus confortable
et plus digne de nos thermes que l'ancienne,
permettra de recevoir un plus grand nombre
de malades.

* *

L'eau de l'*Hôpital* est mal digérée par un
certain nombre de malades : cela tient probablement à la présence des substances organiques dont nous venons de parler. Si ces
phénomènes persistaient, le changement de
source deviendrait nécessaire.

Les troubles de la digestion stomacale ou
intestinale attirent un grand nombre de
malades à Vichy : ces mêmes affections font
l'objet des applications les plus usuelles de
l'eau de l'*Hôpital*.

Toutes les affections de l'estomac, nous y
insistons ailleurs, ne sont pas également modifiées par l'eau de l'*Hôpital :* c'est ainsi que

certaines dypepsies d'origine nerveuse ou liées
à l'anémie, veulent être traitées avec beaucoup de ménagements et réclament de préférence l'emploi des sources *Lardy, Mes-*
dames, etc.

On a même vu dans certains cas la susceptibilité de l'estomac être exaspérée, chez des
jeunes filles chlorotiques, par l'usage des eaux
alcalines.

Les gastralgies que l'on observe parfois à
l'époque de la puberté rentrent dans ce cas et
exigent une grande prudence.

Nous recommanderons la même réserve,
nous prononcerons la même exclusion pour
la dyspepsie des... buveurs! Il y aurait un
inconvénient sérieux à exciter trop vivement
chez eux les glandes à pepsine de l'estomac :
on hâterait ainsi leur désorganisation qui
devient très-manifeste, à partir de quarante à
cinquante ans.

* *

L'eau de l'*Hôpital,* comme celle de la
Grande-Grille, veut être bue sur place : les
sources chaudes, en perdant leur thermalité
par le transport, perdent en même temps
une partie de leurs propriétés.

SOURCE LUCAS

Elle est située en face de l'hôpital militaire, sous un élégant pavillon, rarement visité des malades. Elle possède, en effet, une mauvaise réputation : on la désignait jadis — probablement à cause de son goût sulfureux très-prononcé — sous le nom de *source des galeux*. Ce préjugé a survécu et s'est transmis d'âge en âge, de saison en saison, et les médecins eux-mêmes ont dû renoncer à y adresser leurs clients. Sa buvette est donc délaissée, et les 86,000 litres de son rendement quotidien alimentent presque exclusivement les baignoires de l'hôpital militaire.

On ne lui assigne pas d'indications précises. Sa température intermédiaire devrait cependant la rendre précieuse dans tous les cas où l'eau chaude et l'eau froide sont également mal supportées.

SOURCE DU PARC

Située à l'entrée de la rue Prunelle, sous les ombrages du vieux Parc, au centre du beau Vichy, cette source, malgré la coquetterie de son aménagement, malgré des pro-

priétés thérapeutiques qui devraient la faire
rechercher, est à peu près délaissée comme
la précédente.

***

Moins froide que les *Célestins* et peu
active, l'eau de la source du *Parc* se digère
avec la plus grande facilité. Elle convient
parfaitement au début du traitement alcalin ;
elle remplace avantageusement la source de
l'*Hôpital* chaque fois qu'il s'agit de combattre des troubles gastriques de peu d'importance, de stimuler légèrement les fonctions
de l'estomac. Je la recommande, de préférence aux *Célestins,* dans la plupart des cas
de gravelle urique, de cystite, où il importe
de dépasser les doses habituelles, sans amener
de recrudescence, sans produire une excitation trop vive des voies urinaires.

***

On devra en faire usage chaque fois que
l'eau des *Célestins* sera mal supportée ou
qu'elle aura occasionné des accidents inflammatoires.

Il serait à désirer qu'on en généralisa
l'emploi chez les goutteux qui redoutent une
crise ou qui en ont eu une récemment, chez

ceux qui souffrent depuis longtemps et qui
sont arrivés à un certain degré d'émaciation
et de faiblesse.

On préviendrait de la sorte les inconvénients d'un traitement plus actif.

LES CÉLESTINS

Trois sources à peu près semblables quant
à leur composition et leur température, se
disputent les faveurs du public. La nouvelle
source ou source de la *Mine,* qui est protégée
par un abri en verre et en fonte fort élégant,
est la plus fréquentée. Elle a été découverte
le 29 mai 1870 et donne 22,500 litres par
24 heures. Sa température est de 13 degrés
centigrades.

L'ancienne source ou source du *Rocher*
n'a qu'un rendement tout à fait insuffisant. Il
est probable que ses deux voisines se sont
enrichies à son détriment.

La buvette de la troisième source, celle de
la *Grotte,* est située sous le fameux rocher
des Célestins, qui offre un sujet d'étude très-
intéressant aux chercheurs de mondes éva-
nouis. Elle est peu fréquentée malgré tout ce

que l'administration a fait pour allécher les
malades.

* *
*

La nouvelle source, la plus suivie, contient
4,705 d'acide carbonique pour 8,317 de principes acides et basiques, par litre d'eau. Elle
est très-agréable à boire. Sa basse température rend la présence de l'acide carbonique
très-sensible; ce gaz donne à l'eau des *Célestins* un petit goût piquant qui fait rêver
champagne. — Les bulles du gaz paraissent
s'attacher aux parois du récipient et elles cré-
pitent facilement à la surface lorsqu'on l'agite.
Aussi recommandons-nous aux personnes
qui emportent de l'eau dans un verre à une
certaine distance de la source, d'avoir soin de
le renverser préalablement sur une assiette,
afin de prévenir toute déperdition.

* *
*

L'eau des Célestins est surtout indiquée
dans la gravelle urique, la goutte, le diabète
et l'albuminurie.

Nous recommandons tout particulièrement
la modération et la réserve dans tous les cas
où l'eau des Célestins trouve son application.

On a dit avec raison que ce qui rend surtout les eaux de Vichy redoutables, quand

on en abuse, c'est que leurs mauvais effets
éclatent seulement quelque temps après le
traitement : ce fait est encore plus vrai peut-
être pour les *Célestins* que pour les autres
sources.

*
* *

L'éloignement des *Célestins* est une cir-
constance très-favorable au traitement de la
plupart des malades qui s'y donnent rendez-
vous.

Après une petite promenade, on a un
double plaisir à se reposer sous les délicieux
ombrages de l'enclos des Célestins. Le trajet,
du reste, est fort pittoresque. L'avenue est
agréablement encombrée de fraîches toilettes,
de bazars et de bateleurs ; on cotoie le nouveau parc, si coquet, si riant ; l'Allier coule
calme et grave à quelques mètres ; ces frais
aspects, ces horizons lointains, viennent réveiller au fond du cœur de douces et de saines
émotions, et on se sent vaguement gagner
par l'assoupissement de l'extase !

Nous ne pouvions nous empêcher de mêler
notre voix au concert d'admiration de tous
ceux qui ont visité les Célestins. L'affluence
du public prouve surabondamment que nos
éloges sont bien fondés !

HAUTERIVE

Hauterive est situé à 6 kilomètres de Vichy. C'est un but de promenade, d'excursion. La source est située dans un parc magnifique, dont un gardien complaisant se plaît à faire admirer les beautés. Un bassin fort poissonneux reçoit le trop plein de la source, dont le rendement est énorme. Cette eau sert uniquement à l'exportation. Elle a à peu près la même composition, la même température et les mêmes propriétés que l'eau des *Célestins*. L'eau d'*Hauterive* est, de toutes les eaux de Vichy, celle qui supporte mieux le transport et les longs voyages.

Cela tient non-seulement à sa constitution intime, mais encore à sa température.

Les sources froides, en effet, retiennent mieux le gaz carbonique que les sources chaudes, et le degré d'intégrité des eaux est dû principalement à la présence en excès de ce gaz, qui tient la totalité de leurs principes en dissolution.

* *

Etant admis que les eaux froides sont les seules qui doivent être bues à distance, on

peut poser en principe et comme corollaire
que l'eau d'*Hauterive* est apte dans ce cas à
remplacer toutes les autres sources.

Inutile d'ajouter qu'il sera toujours préférable d'aller aux sources mêmes : rien ne
saurait lutter avec elles, ni l'eau transportée,
ni les sels de Vichy pour boisson, ni les dis-
solutions de bicarbonate de soude, ces contre-
façons infidèles et grossières qui ne remplis-
sent nullement leur but et jettent une sorte
de défaveur sur nos richesses hydriatiques.

Le rôle capital du gaz carbonique dans la
composition et la conservation des eaux
transportées aurait dû depuis longtemps faire
utiliser ce gaz, qui s'évapore en grande quantité au-dessus des sources, pour *surcharger
les bouteilles*.

Cette pratique, très-rationnelle et qui ne
présente aucune difficulté d'exécution, a déja
donné d'excellents résultats dans d'autres
établissements thermaux.

**

Nous ne pouvons que signaler le remède :
à la Compagnie fermière et aux propriétaires
qui savent ne pas reculer devant une innova-
tion, à en tirer parti.

SOURCE MESDAMES

La buvette de la source *Mesdames* est située dans l'angle du grand établissement opposé à la *Grande-Grille*. Elle y a été amenée par une conduite en fonte, car elle émerge directement des entrailles de la terre, à 1,500 mètres environ de Vichy, sur la route de Cusset, au-delà de l'usine à gaz. Bue à la source même, l'eau est bien plus fraîche et plus gazeuse; le gaz carbonique parait s'attacher aux parois du verre, comme à la nouvelle source des *Célestins*. Il n'en est plus de même lorsque l'eau est prise à la buvette de l'établissement; elle s'échauffe dans son trajet et laisse dégager une partie du gaz qu'elle contient. Aussi est-elle difficilement supportée par quelques estomacs délicats.

La question de tolérance étant écartée, la source *Mesdames* s'ordonne dans les cas d'adynamie, de chlorose, d'appauvrissement général, de troubles utérins, etc. Elle convient aux tempéraments nerveux, qui ont ont besoin à la fois d'une médication fortifiante et sédative.

*
* *

C'est aux principes ferrugineux contenus dans cette source qu'il faut attribuer l'heureuse influence qu'elle exerce sur les phénomènes dits d'hématose.

Aussi, après quelques jours de traitement, observe-t-on une augmentation des combustions internes, une élimination plus grande de l'urée et une élévation de la température : la circulation devient plus active, la respiration plus ample et la machine animale exécute ses fonctions avec plus d'énergie.

Ces effets remarquables n'autorisent cependant pas l'abus : le fer, comme les aliments organiques, est indispensable à l'accomplissement régulier des phénomènes de la vie ; mais si l'organisme en reçoit plus qu'il n'est nécessaire, l'action hématogène de ce métal provoque des congestions, des hémorrhagies, un sentiment de plénitude, enfin tous les symptômes de la pléthore vasculaire.

Que les intéressés ne l'oublient pas !

*
* *

Le fer, tout en étant utile et nécessaire dans la plupart des états morbides, caractérisés par une diminution du nombre des globules et par une combustion incomplète des matériaux de nutrition, ne convient cependant pas dans tous les cas où il existe de l'anémie.

*
* *

La chlorose proprement dite, qui n'est liée à aucun état général grave, tel que la tuberlose, la cachexie cancéreuse, la syphilis, la chloro-anémie, sera heureusement influencée par les eaux de la source *Mesdames* et de la source *Lardy*.

*
* *

Il ne saurait en être de même dans les anémies qui résultent d'une alimentation insuffisante ou d'un trouble dans les fonctions digestives, dans les anémies de convalescence, dans les anémies par empoisonnement, produites tantôt par un virus où par des miasmes, tels que le virus syphilitique, le miasme paludéen, tantôt par des substances toxiques, telles que le plomb, le mercure, etc.

Dans ce cas, l'anémie sera traitée par une alimentation convenable, une bonne hygiène, par l'emploi de médicaments appropriés.

*
* *

Les anémies diathésiques, qui sont ordinairement le premier signal d'une affection devant éclater plus tard, telles que la tuberculose et la diathèse cancéreuse, ne comportent pas non plus les eaux et les préparations ferrugineuses.

Si l'on administre du fer à un sujet anémique, présentant des symptômes de tuberculose, ce médicament *fait galoper* la maladie, au lieu de l'enrayer. Des hémoptysies peuvent apparaître ou devenir plus fréquentes si elles existaient déjà.

**

Il ne saurait y avoir d'exception que pour la phthisie d'origine scrofuleuse, laquelle diffère de la phthisie ordinaire par la lenteur de sa marche et par la moindre intensité des symptômes inflammatoires.

Les ferrugineux, dans ce cas, pourront encore relever l'économie, au même titre que les toniques amers et une alimentation réparatrice.

**

Nous ne ferons que signaler ici, nous réservant d'y insister plus loin, le rôle prépondérant du sel arsenical contenu dans la source *Mesdames*, comme modérateur de la nutrition et comme médicament d'épargne.

Cette source, qui a 23° 8 de température, est située à 200 mètres de la source des *Célestins,* à côté de l'établissement Lardy, dont l'installation balnéothérapique est très-propre et très-confortable.

Son rendement n'est que de 7,000 litres par 24 heures.

Quelques massifs, des nappes de gazon servent d'encadrement au pavillon rustique qui recouvre la source. De riants essaims de jeunes filles s'y transportent chaque soir, et leur présence contribue, pour une large part, à en faire un but de promenade très-attrayant.

*

Comme la source *Mesdames,* la source *Lardy* réussit bien dans presque tous les cas où il existe un appauvrissement plus ou moins considérable du sang, une faiblesse organique ou fonctionnelle, une hyposthénie plastique ou nerveuse, dans la chlorose, l'aménorrhée, la dibilité qui suit la croissance, ou des pertes abondantes, etc.

**

L'action reconstitutive de la source *Lardy*
se traduit assez rapidement, par une suractivité de l'hématose, par une stimulation très-
appréciable de la calorification et de la circulation.

Une autre action, aussi prompte dans ses
effets et sûrement connexe, est celle qui
s'exerce sur les fonctions digestives ; l'appétit
est plus prononcé, l'estomac fonctionne mieux.

Ce concert d'activité entre les fonctions de
transformation alimentaire et sanguine, a
pour résultante l'accroissement des actes mo-
léculaires de composition et de décomposition, par lesquels s'entretient ou se régénère
la vie organique.

**

Pour être vraiment salutaire, l'eau de la
source *Lardy* veut être prise avant le repas,
à moins d'indications spéciales, bien entendu.

C'est à tort que certains malades, considé-
rant cette source comme éminemment digestive, vont y boire, chaque soir, pour activer
leur digestion. Ce préjugé est d'autant moins
fondé que le fer peut contrebalancer, au point
de vue définitif de l'assimilation, l'action du

bicarbonate de soude, qui agit seul sur les glandes de l'estomac.

La promenade, l'exercice, agissent d'une façon beaucoup plus efficace que l'eau de *Lardy* sur les phénomènes ultérieurs de la digestion.

Par conséquent, il sera bon de s'abstenir après le repas : on évitera de la sorte des troubles stomacaux, des pesanteurs, des éructations, etc.

* *

La source *Lardy* a été analysée en 1845 par O. Henry; en 1849, par M. Lefort : ces deux analyses, qui diffèrent sur plusieurs points, au point de vue de la quantité des éléments minéralisateurs, montrent clairement les changements qui s'opèrent avec le temps dans la composition des eaux minérales. Chaque âge a dû et devra entraîner des modifications intimes : « Admettre une complète uniformité de composition dans une eau minérale, c'est supposer une imperturbable uniformité dans la composition des terrains, dans le volume des sources, et enfin, une inépuisable abondance de ces sels dans les couches inférieures de la terre. Jusqu'à présent, s'il n'a pas été donné à la science de pénétrer dans ces immenses laboratoires, et de voir comment se forment tous ces produits, qui sont déversés depuis des siècles sur le sol, cependant il est prouvé que les eaux se minéralisent dans le sein de la terre, à l'aide d'une forte pression, d'une haute température et de l'électricité. Maintenant, que sous l'influence des révolutions terrestres quelques-unes de ces conditions viennent à changer, on comprendra très-bien qu'elles ne peuvent pas avoir de composition stable. »

(*Journal de pharmacie et de chimie,* T. XVI.)

SAINT-YORRE

Saint-Yorre est situé à 7 kilomètres de Vichy. Les deux sources de *Saint-Yorre* appartiennent à M. N. Larbaud, pharmacien à Vichy, qui a su décorer sa propriété avec tout le goût que comporte une pareille exploitation.

Malheureusement, la situation éloignée de ces sources ne permet pas aux malades de venir s'y installer et de s'y soumettre régulièrement à un régime. Elles fournissent uniquement au service d'expédition de l'eau minérale et celle-ci n'est envoyée qu'au loin.

*
* *

L'une des sources est intermittente et jaillit toutes les vingt minutes.

L'autre est à jet continu, froide, alcaline et gazeuse.

Elles ont été captées sur leurs griffons en 1858.

Les deux sources sont surmontées d'une sorte de kiosque en fer ; la forme en est des plus gracieuse.

« De Saint-Yorre, et spécialement des jardins ou du bâtiment d'habitation, la vue embrasse avec ravissement toute la campagne des bords de l'Allier. La rivière se déploie en demi-cercle, comme un long ruban d'argent aux gracieuses ondulations, et tranche par l'éclat de ses eaux, où se joue le soleil, sur la verdure vive des prés et la verdure plus sévère des bois. »

Nul doute que Saint-Yorre ne prenne une grande importance, après l'exécution de la ligne de chemin de fer de Vichy à Thiers, qui est à la veille d'être faite.

*
* *

L'eau de *Saint-Yorre*, comme l'eau d'*Hauterive,* est d'un usage habituel pour la consommation à domicile, et on peut s'en servir dans tous les cas où l'eau de Vichy est indiquée. Elle a, en outre, l'avantage de coûter moins cher que les autres sources, puisque la caisse de 5o litres, emballage compris, en gare à Vichy, ne coute que vingt francs.

SOURCE LARBAUD

Elle est située à 3 kilomètres de Vichy, au pied de la côte Saint-Amand, sur la route de Thiers, à l'extrémité d'une superbe allée de peupliers et de platanes. On peut en faire l'objet d'une course, avec la certitude de trouver un bon accueil et un charmant lieu de repos.

L'eau sort à une température de 15° centigrades. Elle est peu agréable à boire et peut être exportée au loin sans subir d'altération appréciable.

Ses propriétés sont à peu près identiques à celles des *Célestins*. — Comme goût, elle rappelle la source de la *Grotte*.

Ajoutons, pour être juste, que les propriétaires de la source *Larbaud* ont su comprendre que, au point de vue industriel, leur bénéfice serait d'autant plus grand que leur débit serait plus considérable. Aussi ont-ils réduit à 40 centimes le prix du litre d'eau transportée, verre et emballage compris. Et ils en ont été récompensés par une augmentation croissante dans les chiffres qui représentent l'exportation de la source *Larbaud*, tant en France qu'à l'étranger.

* *

Suit l'analyse de la source *Larbaud*, faite par l'École des Mines en 1856.

Pour un litre

Acide carbonique............	4 g.	480
— sulfurique............	0	048
— phosphorique............	»	»
— arsenique............	0	002
— borique............	traces.	
— chlorhydrique......	0	324
Silice............	0	040
Protoxyde de fer............	0	020
— de manganèse.......	traces.	
Chaux............	0	200
Strontiane............	traces.	
Magnésie............	0	080
Potasse............	0	076
Soude............	2	384
Matières bitumineuses........	traces.	
Totaux.....	7	654

Température...... 15° centigrades.

*
* *

Comme on le voit, d'après ce tableau, la source *Larbaud* mérite de trouver place à côté des *Célestins* ou d'*Hauterive*. On l'ordonne dans les mêmes affections.

*
* *

Pour rendre les transports d'eau minérale plus faciles et moins coûteux, M. Larbaud a eu l'idée de concentrer à froid, au moyen de l'appareil Carré, l'eau de sa source. Chaque bouteille d'eau concentrée, d'après le propriétaire, serait riche des principes minéralisateurs qui font la vertu de vingt bouteilles d'eau minérale ordinaire.

Le prix de la bouteille d'eau concentrée n'étant que de trois francs, on obtient ainsi, en l'étendant d'eau ordinaire, vingt litres d'eau minérale, à quinze centimes la bouteille.

C'est une économie énorme et cela surtout pour les pays lointains, où les frais de transport des caisses d'eau minérale atteignent des proportions effrayantes.

On n'est pas encore fixé sur les propriétés thérapeutiques de l'eau minérale ainsi obtenue; mais, dès à présent, on peut dire qu'une pareille entreprise est digne d'éloges et mérite d'être encouragée.

SOURCE INTERMITTENTE DE VESSE

Cette source qui est très curieuse, est située sur la rive gauche de l'Allier, à une centaine de mètres de l'extrémité même du pont de Vichy.

Un tableau placé à l'intérieur du Casino et à l'entrée du Grand Etablissement, indique chaque jour l'heure de son jaillissement. L'entrée est de vingt-cinq centimes.

*
* *

Les baigneurs se montrent toujours fort avides d'assister au réveil de la source ; elle jaillit d'abord insensiblement, puis son jet devient plus fort, enfin elle éclate furieuse, blanche d'écume, en gros bouillons et s'élève à flots pressés, à plusieurs mètres de hauteur. Après cet effort, elle retombe peu à peu et va finalement se cacher dans les entrailles de la terre, en attendant un nouveau réveil.

Mais ce n'est pas sans laisser dégager une grande quantité de gaz sulfhydrique ; l'air en est littéralement empesté et l'eau en conserve un goût sulfureux prononcé.

**
* *

Au lieu d'attribuer à des décompositions organiques, comme l'ont fait quelques chimistes, la présence de ce gaz, il est plus rationnel de la considérer comme le résultat de la réaction de l'hydrogène de l'eau sur les éléments sulfureux du mispickel, présent dans les porphyres qui entourent ces eaux dans les profondeurs du sol.

La source intermittente de *Vesse* n'est pas utilisée.

*
* *

Diverses opinions ont été émises pour expliquer l'intermittence des jaillissements de cette source.

La plus simple et probablement la vraïe est la suivante :

L'intérieur de la terre, dans ses parties les plus élevées, est rempli de larges excavations ou réservoirs d'eau qui communiquent par des crevasses courbes, faisant l'office de syphons avec d'autres réservoirs placés audessous des premiers. Les eaux, s'infiltrant à travers les terres, viennent d'abord remplir les bassins supérieurs, où, à un niveau donné, elles s'engagent dans les canaux ou syphons et viennent se déverser dans d'autres bassins inférieurs qui donnent lieu aux mêmes phénomènes. Tout écoulement est anéanti, lorsque les réservoirs supérieurs, par suite d'un écoulement précédent, ne contiennent pas assez de liquide pour venir gagner la partie supérieure du syphon naturel.

Il faut à peu près le même temps pour que le syphon naturel soit amorcé et c'est sur cette donnée que les propriétaires de la source de *Vesse* peuvent annoncer, à une demi-heure près, le prochain jaillissement. Ils observent la source pendant la nuit, comptent le temps qui s'est écoulé depuis la dernière irruption et *prédisent ensuite l'avenir*.

L'expansion de l'acide carbonique et de l'hydrogène sulfuré, lorsqu'elle est considérable, peut devancer l'heure du jaillissement; elle contribue dans tous les cas, à l'entretenir et surtout à le rendre plus impétueux.

SOURCE PRUNELLE

Cette source, qui appartient à M. Larbaud pharmacien, est située au coin de la rue Montaret et de la place Lucas, en face de l'hôpital militaire. Son existence avait été signalée depuis longtemps, et, notamment, dans un rapport officiel de feu Prunelle. Elle a été définitivement captée en novembre 1873. Sa température est de 23°. M. Larbaud espère que, convenablement aménagée, la source *Prunelle* pourra alimenter un établissement de cent à cent-vingt cabinets et augmenter de huit à neuf cents le nombre de bains disponibles chaque jour à Vichy.

Nous ne pouvons que souhaiter de voir s'effectuer bientôt cette nouvelle installation.

* *

Soumise à l'analyse par M. Bouis, chef des travaux chimiques de l'Académie, l'eau de la source *Prunelle* a donné les résultats suivants. Un litre d'eau laisse pour résidu 5 gr. 125, composé de :

Résidu insoluble...............	0,030
Soude......................	2,606
Potasse........	0,063
Chaux....................	0,208
Magnésie..................	0,025
Acide sulfurique.............	0,157
Acide carbonique............	1,771
Chlore	0,341
Acide borique, fer..........	traces
	5,201

En retranchant de ce nombre 0,076, re-
présentant l'oxygène combiné au sodium du
chlorure de sodium, on retrouve 5, 125,
poids du résidu.

L'eau étant chargée d'acide carbonique, les
bases se trouvent en dissolution à l'état de
bicarbonates, et on peut représenter la composition ainsi :

Résidu insoluble..............	0,030
Bicarbonate de soude	5,295
— de potasse	0,121
— de chaux	0,532
— de magnésie	0,079
Sulfate de soude.............	0,278
Chlorure de sodium..........	0,561
Acide borique, fer	traces
	6,896

Cette analyse est presque identique avec
celle exécutée à l'École des Mines en octobre
1874.

* *

Nous ne saurions partager l'optimisme de
M. Larbaud, qui espère que sa source pourra
« rendre de grands services dans tous les cas
où, avec une maladie du foie, de l'estomac ou
des reins, il y aura des complications du côté
de la peau ou des voies respiratoires ».

L'eau de la source *Prunelle,* comme celle de la source *Lucas,* sa voisine, reste, malgré l'hydrogène sulfuré qu'elle contient, une eau bicarbonatée sodique, et elle ne réussira que dans les affections cutanées qui relèvent du traitement alcalin. Ni l'une, ni l'autre, ne sont aptes à remplacer les eaux sulfureuses proprement dites.

***

Bien que les propriétés de la source *Prunelle,* ne soient pas encore bien établies, nous pensons, dès à présent, qu'elle peut répondre à la plupart des indications du traitement thermal. Sa supériorité pour la consommation à domicile est incontestable, et elle coûte moins cher que les eaux de la Compagnie.

Prix de vente, emballage compris, en gare de Vichy.

La caisse de 50 litres......	20 fr.	»
— 30 —	13	»
— 20 —	9	»
— 50 1/2 litres....	17 fr. 50.	

Nous ne saurions trop recommander l'usage de l'eau prise en demi-litre. De la sorte, la déperdition gazeuse est beaucoup moins à redouter, et les résultats obtenus sont consécutivement plus efficaces.

***

M. Larbaud a lutté pendant longtemps avant de pouvoir exploiter la source *Prunelle;* il a défendu sa propriété *rostro et unguibus.*

Nous souhaitons, dans l'intérêt général, qu'il puisse dorénavant en tirer parti, sans avoir à redouter ce qu'il a appelé dans des brochures restées célèbres : « *les excès de pouvoir de l'administration préfectorale.* »

SOURCES DE CUSSET

Les deux sources de l'établissement de Cusset sont très-richement minéralisées, et elles conservent, après un temps très-long, leurs principes minéraux à l'état de dissolution parfaite. L'analyse comparative qui suit est tout à l'avantage des sources *Sainte-Marie* et *Sainte-Elisabeth.*

SOURCES ALCALINES-MAGNÉSIENNES-CHLORURÉES

NOM DES SOURCES	Température.	Gaz acide carbonique.	Bicarbonate de soude.	Magnésie.	Principes fixes.	Arsenic.
Sainte-Elisabeth....	16°	0.280	5.200	0.330	7.200	0.002
Grande-Grille......	42°	0.231	4.900	0.065	6.734	0.001
Hôpital...........	31°	0.240	5.051	0.095	6.631	0.001
Célestins..........	15°	0.251	4.461	0.084	6.213	0.001

SOURCES ALCALINES-FERRUGINEUSES

NOM DES SOURCES	Température.	Gaz acide carbonique.	Bicarbonate de soude.	Fer et Manganèse.	Principes fixes.	Arsenic.
Sainte-Marie.......	16°	0.610	4.200	0.229	5.845	0.002
Lardy	23°	0.501	4.137	0.125	5.361	0.002
Mesdames,........	16°	0.480	4.100	0.120	5.241	0.002

* *

La source *Sainte-Marie,* très-riche en gaz acide carbonique, contient 229 milligr. fer et manganèse. Ces éléments constitutifs et régénérateurs du sang normal, sont des adjuvants par excellence des eaux alcalines. Cette source est très efficace dans l'anémie, la chlorose, l'appauvrissement du sang, les fièvres intermittentes, le diabète, etc.

* *

La source *Elisabeth* contient 5 gr. 200 de bicarbonate de soude, o gr. 330 de magnésie, 2 milligr. d'arsenic.

Les eaux de la source *Elisabeth* trouvent leur application dans les engorgements du foie, de la rate, les affections des reins, la gravelle et la goutte.

* *

Le déplacement forcé, l'exercice qu'exige un traitement suivi à Cusset, ne peuvent que seconder d'une façon très-heureuse, dans la plupart des cas, l'action des eaux minérales.

Les personnes qui redoutent les inconvénients d'un déplacement journalier, pourront descendre en toute confiance au Grand-Hôtel des Bains Sainte-Marie, qui est une dépendance de l'établissement thermal.

C'est un hôtel confortable, situé dans un beau parc, avec appartements pour familles, chambres meublées, table d'hôte..... le tout à des prix modérés, disent les prospectus destinés à attirer les voyageurs.

*
* *

Il existe, pour les baigneurs de l'établissement thermal *Sainte-Marie,* logés à Vichy, des voitures gratuites de Vichy à Cusset et retour.

Les bureaux sont situés rue Montaret, 11, et rue Lucas, en face la Grande-Grille, chez M. Gayot.

*
* *

Les bains de première classe de l'établissement *Sainte-Marie* sont de 1 fr. 5o le matin, 1 fr. de 9 h. 4o à 1 heure.

L'expédition des eaux se fait sous le *Contrôle de l'État,* en caisses de 24, 32 et 5o bouteilles, à 5o centimes, emballage compris.

Le prix de la caisse de 5o bouteilles, rendue franco à domicile, est de 25 francs à Cusset et Vichy, 28 francs à Paris.

Les malades peuvent s'adresser en toute confiance à l'établissement de Cusset : « De semblables installations, comme le fait remarquer M. Durand-Fardel, peuvent être fort utiles, alors que la foule encombre Vichy, et il est fort à désirer qu'elles se multiplient et qu'elles prospèrent... »

Vichy repose sur une immense nappe

souterraine d'eau minérale, comme nous l'avons déjà dit, et tout forage ferait probablement sourdre une nouvelle source.

Deux nouvelles sources, la source *Dubois* et la source *Saint-Louis,* ont été découvertes récemment aux alentours des Célestins ; mais l'Etat est intervenu et s'est opposé à la continuation des travaux.

La composition de ces sources est, du reste, à peu près identique à celles déjà connues, et la réputation de ces dernières est trop solidement établie, pour pouvoir être dépassée.

DU TRAITEMENT
QUE L'ON SUIT A VICHY

Ce traitement comprend l'ingestion des eaux de Vichy, les bains, les douches et accessoirement les diverses applications de l'acide carbonique, les inhalations d'oxygène, la pulvérisation des eaux minérales. Il est tout naturel qu'un régime assorti réponde à la médication alcaline et que celle-ci ne soit pas enrayée ou détruite par l'oubli des règles les plus élémentaires de l'hygiène. Aussi, nous ne terminerons pas ce chapitre sans faire à nos lecteurs quelques sages recommandations pour tout ce qui touche à ces deux points.

TRAITEMENT INTERNE

La médication par les eaux minérales devrait avant tout être prophylactique : c'est à tort que certaines personnes ne se décident à venir à Vichy que lorsque toutes les ressources de la pharmacie ont été épuisées, lorsque la maladie est devenue presque incurable ou rebelle à tous les autres moyens. Il est bon de prendre les eaux, dès que la santé commence à s'altérer, à éprouver quelques dérangements, avant que la maladie ne soit profondément enracinée.

Ce n'est que dans ces conditions que notre ville sera à la fois un lieu de santé et de plaisirs.

*
* *

Tout malade venant à Vichy, fera bien de se faire délivrer par son médecin ordinaire une consultation indiquant son tempérament, ses maladies antérieures, les divers traitements mis en usage, etc., il devra remettre cette note à celui d'entre nous, dont il aura accepté la direction et *se défier de toutes les directions hasardées venues du dehors*. Tous les baigneurs ont plus ou moins leur opinion préconçue sur les eaux de Vichy, et il tiennent à faire des adeptes. Leur but est assurément louable, mais leurs théories le sont beaucoup moins !

Nos confrères étrangers à la pratique thermale ne sauraient eux-mêmes, sans inconvénients, formuler d'avance une règle thérapeutique aux malades qu'ils envoient à Vichy.

La médication alcaline doit en effet être sur-
bordonnée à la façon dont les eaux sont supportées et aux analyses répétées des urines.
Leur intervention, quelqu'éminente qu'elle
soit du reste, ne pourrait dans aucun cas, remplacer à distance la direction médicale donnée
sur les lieux mêmes.

Il peut survenir à tout instant, pendant la
durée d'une médication active, des transformations dans les allures de la maladie, des
complications qui nécessitent soit une modification, soit une suspension du traitement. Le
soin de ces changements doit donc incomber
aux médecins qui exercent près de la station,
et les malades ne sauraient accepter sans
danger des prescriptions faites à l'avance.

*
**

Comme nous l'avons déjà dit, comme nous
le répéterons encore, c'est avec la plus grande
réserve qu'il faut commencer, continuer et
finir le traitement thermal. La modération
est une qualité qui devient de plus en plus
rare (*rara avis !*) et cependant elle est la
meilleure garantie de succès.

Nous avons déjà recommandé de ne prendre
tout d'abord que de faibles doses de la source
choisie et de les augmenter peu à peu en se

servant de verres gradués, pour plus de certitude.

*
* *

Il résulte des nombreuses expériences faites par M. Darcet, qu'un verre d'eau de Vichy, qui renferme environ 75 centigr. de bicarbonate de soude, pris le matin à jeun, ne suffit pas pour rendre l'urine alcaline ; le seul effet produit est une diminution de l'acidité de ce liquide.

Deux verres, pris dans les mêmes circonstances, rendent, au contraire, l'urine alcaline, sans en troubler la transparence. Les urines rendues pendant les huit à neuf heures qui suivent, conservent ces mêmes caractères, après quoi, elles recouvrent leur acidité normale. Lorsque le nombre des verres d'eau de Vichy est porté à trois au plus, les urines se montrent alcalines pendant 24 heures et conservent leur limpidité normale. Cette action se montre chez les diabétiques comme chez les autres malades.

*
* *

Il ne faudra jamais, même au milieu du traitement, c'est-à-dire au moment où l'économie est le plus apte à supporter de grandes quantités de boisson, dépasser la dose d'un

litre par jour. Cette dose est déjà énorme ; il
ne serait même pas toujours prudent de l'atteindre.

*
* *

On prendra les eaux, le matin et le soir, en
laissant un intervalle entre chaque verre, et
on facilitera le travail de la digestion par une
petite promenade après chaque nouvelle ingestion de liquide.

Il sera bon de ne prendre les eaux que peu
de temps, une heure, une demi-heure avant les
repas. Sans cette précaution, l'estomac est
excité sans aucun profit, les glandes à pepsine
fonctionnent en pure perte.

Chez quelques malades, l'affluence du suc
gastrique se traduit par des tiraillements et
des crampes fort pénibles. Il peut même résul-
ter de cette excitation transitoire et sans résultat un alanguissement des fonctions gastriques, une difficulté plus grande du travail de
le digestion.

On évitera tous ces inconvénients, en suivant le conseil donné plus haut. A différentes
reprises, nous avons vu disparaître les douleurs
gastralgiques qui accompagnent quelquefois
le traitement, au début surtout, en appliquant
cette simple recommandation.

*
* *

Le traitement de Vichy, qui est surtout interne, pourrait être suivi à n'importe quel moment de l'année. L'époque la moins favorable est celle des grandes chaleurs : les eaux sont alors bien moins tolérées que par des températures moyennes ; il survient souvent de la diarrhée et les phénomènes congestifs se développent plus aisément.

*
* *

Tout état fébrile, aigu, inflammatoire, est une contre-indication du traitement thermal, qui exclut également les affections du cœur et les maladies du système nerveux.

*
* *

Au point de vue de la maladie, on devra choisir, pour l'application des eaux, le moment où l'acuité des symptômes a cessé. Il est de toute nécessité que l'économie soit apte à bénéficier d'une médication beaucoup plus active qu'on ne le croit généralement.

On évitera ainsi les résultats stériles ou nuisibles. Le traitement alcalin intervient d'abord comme régulateur des énergies fonctionnelles. Ce n'est que secondairement et dans les conditions que nous indiquerons plus tard, que s'opèrent les effets réparateurs toniques.

*
* *

La durée du traitement thermal est en moyenne de trois semaines ; mais cette époque devra être dépassée pour quelques-uns et elle ne saurait être atteinte par d'autres.

L'économie, du reste, se charge en général de prononcer : des phénomènes de courbature, de l'agitation, de l'inappétence, de la soif, annoncent en général, du vingtième au trentième jour, rarement plus tôt ou plus tard, la nécessité de suspendre le traitement ou de le terminer.

*
* *

Sous aucun prétexte, on ne devra suspendre l'usage des eaux d'une manière brusque ; la prudence du début de la médication alcaline, devra présider à la fin de la cure. Il sera bon de ne rentrer dans la vie active que d'une manière graduelle, d'éviter les fatigues excessives, de n'accepter que peu de dîners en ville, etc., etc.

*
* *

Dans le cours du traitement, on devra toujours se tenir en garde contre les excitations passagères, le malaise, l'abattement, etc., car la caractéristique du traitement qui est fait dans de bonnes conditions est le défaut de phénomènes physiologiques manifestes ou apréciables. On peut poser en principe que; pour être bonne, la médication alcaline doit être essentiellement interne, paisible, sans réaction prononcée, sauf un peu de diurèse et quelques légères excitations de la peau.

***

L'abus des eaux, soit à l'intérieur, soit à l'extérieur, peut déterminer une irritation particulière des téguments.

L'apparition de ces exanthèmes indique toujours un abus du régime hydro-minéral.

***

Disons dès à présent que c'est principalement chez les graveleux que le traitement hydro-minéral doit être continué ; ils ont tout à gagner d'un séjour prolongé auprès des sources ; alors même que leur état général et local est sensiblement amélioré, ils doivent, lorsqu'ils sont de retour dans leur famille, continuer à l'intérieur l'eau de Vichy transportée, et les bains généraux avec les sels de Vichy. Ils préviendront, par l'usage persévérant des eaux transportées, les accidents

si pénibles qui accompagnent les affections
des voies urinaires.

* * *

Les personnes qui n'en ont pas besoin,
feront bien de s'abstenir de prendre les eaux :
la médication alcaline ne donne pas de bons
résultats en dehors des cas que nous indiquerons plus loin. Elle pourrait devenir nuisible
et dangereuse dans l'état d'intégrité de la
santé.

* * *

Une grande discussion eut lieu en 1860
entre MM. Charmasson, Gerdy, Lhéritier,
Moutard-Martin, sur l'opportunité des bains
de mer, après l'emploi des eaux minérales.
Nous ne pouvons que résumer les principales
conclusions de ce débat :

1° Les bains de mer ne conviennent que
rarement après une médication thermale ;

2° Passer de la cure par les eaux minérales
à tout autre traitement et particulièrement à
la cure par le bain de mer, c'est s'exposer à
perdre les bénéfices obtenus ou les avantages
encore inconnus, mais possibles, du premier
traitement ;

3° Toutes les fois que le traitement thermal a procuré, non pas même une guérison, mais une simple amélioration stable, il faut savoir s'en contenter, à moins d'indication fondamentale ou accidentelle (autre qu'un caprice du malade) qui vienne forcer la main du praticien ;

4° On doit considérer comme déplorable la tendance qui fait écourter les traitements thermaux, pour essayer ensuite de compléter cette médication insuffisante par un traitement de bains de mer, malgré les incertitudes et les chances fâcheuses qu'il présente en pareil cas.

* *

Nous ne pensons pas, comme le croient quelques malades, qu'une médication adjuvante puisse entraver la cure thermale alcaline : il sera même nécessaire d'y avoir recours dans les cas de recrudescences, de récidive, pour combattre les aggravations morbides et en empêcher le retour, après l'amélioration.

TRAITEMENT EXTERNE. — BAINS

Les bains occupent le second rang dans le traitement alcalin ; ils peuvent même être considérés comme une partie accessoire de la cure : leur emploi n'est pas indispensable.

D'une façon générale, la balnéation est trop
en honneur à Vichy : les bains quotidiens,
prolongés, doivent en effet être considérés
comme la véritable cause de l'affaiblissement
qui accompagne parfois la médication alcaline.

Il convient d'en user avec énormément de
circonspection et même de s'en abstenir complètement, lorsqu'il existe une disposition
aux congestions du cerveau ou du poumon ;
lorsqu'un épanchement séreux a déjà envahi
le tissu cellulaire, chez les goutteux impres-
sionnables, ayant à redouter les manifestations
de la goutte viscérale, etc., etc.

*
* *

La grossesse ne contre-indique pas les bains
alcalins d'une façon absolue : il sera bon
cependant d'en surveiller l'usage, soit dans le
cas de gravidité de l'utérus, soit aux deux
limites de la vie fonctionnelle de cet organe,
la puberté et l'âge critique.

*
* *

Les bains se prennent, soit dans des baignoires, soit dans des piscines. Il en existe
une dans le grand établissement, une autre,
place de l'Hôpital ; cette dernière est très-
fréquentée, malgré son exiguité, et bien que

l'entassement des malades ne permette que des mouvements très-limités.

Les effets sédatifs que l'on peut obtenir par ce procédé balnéaire, dans tous les cas de névrose, d'hystéricisme, d'irritabilité de l'utérus et de ses annexes, seraient bien plus constants, si la natation était possible, ou du moins, si les malades pouvaient s'agiter de façon à développer de la chaleur.

La piscine est, en effet, le modificateur hydrothérapique qui soustrait le plus de calorique à l'économie et qui, par conséquent, l'expose le plus au refroidissement. (Beni-Barbe).

Cela est surtout vrai pour la piscine froide, et l'engourdissement peut être nuisible au point de provoquer des congestions internes. Bien que de pareils accidents ne soient guère à craindre dans les piscines de Vichy, où l'eau possède d'ordinaire de 25° à 30° de température, j'ai cru devoir cependant signaler un danger possible, afin de garantir les baigneuses contre les inconvénients d'un séjour trop prolongé.

*
* *

C'est aussi pour prévenir des accidents, et non par pénurie d'eau minérale, non-seulement que l'on mitige les bains avec de l'eau naturelle, mais encore qu'on leur assigne une durée *maximum*.

En général, on reste trop longtemps au bain. Au bout de demi-heure on a obtenu, d'ordinaire, tous les effets désirables. Après quarante minutes, le bain devient fatigant et occasionne une lassitude profonde, qui s'explique par la déperdition cutanée.

* *

La meilleure température du bain est de 30 à 34 degrés centigrades. Au dessus, l'exhalation prédomine, et le but n'est plus rempli.

Bien que le rôle du tégument externe ne soit pas encore nettement établi, j'estime qu'il est impossible de nier son pouvoir absorbant. Mais à mon avis, plusieurs bains sont nécessaires pour qu'il y ait absorption.

* *

La peau se laisse d'abord pénétrer par l'eau et n'admet les matières que celle-ci tient en dissolution qu'avec une extrême lenteur, et en proportions d'abord fort insignifiantes.

Il demeure acquis à la science, que les bains médicamenteux, dans les conditions de température et de durée où on les administre, doivent être, sous le rapport de l'absorption, ramenés au rang des médications infinitésimales. Quelques physiologistes ont cru pouvoir conclure à l'absorption des matières salines à cause de ce fait, qu'après un bain alcalin les urines deviennent alcalines ; mais c'est là un effet que produisent à peu près constamment tous· les bains, même ceux dont la réaction est fortement acide.

(Paul Bert, *Dict. de Jaccoud* T. I, p. 174).

***

On ne doit jamais entrer dans les baignoires de l'établissement, pas plus que dans aucun autre bain, lorsque le corps est en sueur. Il faut savoir attendre que la transpiration ait à peu près disparue.

Si l'on éprouvait de l'engourdissement, des troubles nerveux, de la céphalalgie, on devrait abréger la durée du bain.

***

A *certaines époques*, les dames doivent s'abstenir de bains.

Nous conseillerons à nos belles étrangères de mettre sur leurs cheveux un serre-tête en toile cirée. Les vapeurs du bain sont mauvaises pour la chevelure, qui perd de sa souplesse, de son brillant, de son soyeux.

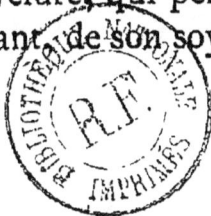

7

***

La promenade après le bain est une excellente pratique.

***

Le nombre des bains sera en rapport avec les effets produits : le médecin en sera juge, encore plus que le malade.

***

Indépendamment de l'action propre des Eaux de Vichy, due à la présence des principes fixes, ces bains, comme tous les bains chauds, ont pour résultat, surtout lorsqu'ils sont suivis de frictions, de massage, d'entretenir la propreté de l'enveloppe cutanée, de maintenir sa souplesse et son élasticité, et la rendre ainsi plus apte à remplir les diverses fonctions auxquelles elle est destinée.

HYDROTHÉRAPIE. — DOUCHES.

Aujourd'hui, l'hydrothérapie, si chère aux anciens Romains et aux peuples d'Orient, est entrée dans nos mœurs et l'on peut préconiser les applications méthodiques de l'eau froide, sans avoir à redouter d'être traité comme le fut Hecquet par Lesage, sous les traits du Dr Sangrado.

Au reste, les Lesage se font malheureusement de plus en plus rares et les résultats obtenus ont renversé les préjugés aussi tenaces qu'absurdes qui s'opposaient à l'adoption et au développement de l'hydrothérapie.

*
* *

Les exagérations de l'école de Priessnitz, qui voulait qu'il n'y eut point de salut hors de l'eau claire, ont certainement contribué à déprécier la balnéothérapie et les hydropathes; mais on est heureusement revenu de cet engouement : on a su reconnaître ce qu'il y avait de bon et de mauvais dans cette médication, et les personnes étrangères à la médecine connaissent elles-mêmes, à l'heure qu'il est, les différents modes d'emploi des douches, les conditions dans lesquelles elles doivent être prises, les précautions à observer pour éviter tout accident, etc.

*
* *

Nous ne ferons donc qu'indiquer sommairement les connaissances qui sont nécessaires pour pouvoir guider soi-même le doucheur ou la doucheuse qui n'aurait pas toute l'expérience et toute l'habileté voulues.

Et d'abord qu'est-ce qu'une douche ? — M. Eugène Paz, qui possède une grande notoriété sur ce sujet, a répondu avec sa verve habituelle, à la question qui précède :

« C'est de l'eau à un certain degré de froid, projetée soit perpendiculairement, soit horizontalement, soit ascensionnellement sur le corps. C'est une série d'affusions vigoureuses, presque violentes, arrosant, immergeant, aspergeant l'épiderme en tous sens. C'est donc le sang mis dans un état de circulation momentanément anormal, refoulé d'abord de la surface au centre, et renvoyé ensuite avec une impétuosité nouvelle vers la périphérie du corps : ce sont les nerfs ébranlés, électrisés, réveillés de leur torpeur par le choc du jet et la sensation du froid : ce sont les pores de la surface cutanée se contractant et s'épanouissant, respirant à larges bouffées, se débarrassant de tout ce qu'ils renferment d'insalubre, s'appropriant à flots, on peut le dire ici, toute une vitalité nouvelle. C'est, en un mot, toute l'économie excitée à réaliser un effort qui élève sa puissance et à ramener vigoureusement aux lois de la vie normale les actes assimilateurs, sécréteurs et excréteurs ».

*
* *

Dans les établissements modèles, les douches sont très-variées : on y administre des douches fixes, des douches verticales de diamètres différents, des douches mobiles, en pluie et à jets divers, des douches ascendantes, externes, à jet ou en pluie, des douches de poussière d'eau, en lames, en flots, en gouttes, la douche de rachis, la douche écossaise, en cercles, etc.

*
* *

A Vichy, on ne fait usage que de la douche générale en pluie ou en jet mobile et des diverses variétés de douches locales (hépatique, splénique, épi et · hypogastrique, vaginale, utérine, périnéale, ascendante).

Avec la *douche en pluie,* on produit une stimulation générale très-manifeste et on augmente considérablement la puissance des actions reflexes. Il est bon de débuter par des pluies à pression légère et de ne pas les prolonger tout d'abord au-delà de douze à quinze secondes, à moins d'indications tout à fait spéciales. Quelquefois, les moyens préparatoires appliqués avec une gradation rigoureuse, ne suffisent pas pour acclimater l'organisme et le mettre dans des conditions qui lui permettent de résister : il convient alors de s'abstenir et de donner la préférence à des procédés plus doux. Dans certains cas, on évitera l'espèce de suffocation qui survient soit pendant la douche, soit immédiatement après l'application, tantôt en élevant la température de la douche, tantôt en employant une percussion plus légère. Il faudra, de préférence, éviter les procédés violents, chaque fois qu'il existera une suractivité maladive de la circulation dans les parties supérieures du corps. Cet état spécial du cerveau sera le plus souvent une contre-indication

**

La douche mobile, la plus fréquemment employée, peut être facilement modifiée, soit à l'aide de la main, soit à l'aide de certains ajutages. De cette façon, ce jet, au lieu d'être en colonne, peut prendre la forme d'un éventail ou d'une grosse pluie seulement. Chez les personnes affaiblies, l'exercice qui doit précéder les applications hydrothérapiques devra être très-modéré. Elles doivent réserver toutes leurs forces pour résister à l'attaque du froid qui n'agit efficacement dans certains cas que lorsque l'organisme est en état d'utiliser l'activité vitale qu'il fait naître.

* *

La douche mobile peut être dirigée sur presque toutes les parties du corps et suffit à remplir, à peu près, les indications que fournissent les affections locales. Lorsqu'on veut obtenir un effet purement excitant, il faut que l'application soit courte : si on la prolongeait outre mesure, à l'excitation salutaire succéderait de l'épuisement ; les nerfs vaso - moteurs notamment trop longtemps excités, se paralyseraient et favoriseraient l'augmentation des congestions qu'on veut combattre (Beni-Barde). Les applications locales seraient souvent incertaines, si elles n'étaient pas associées à des applications générales. Il faudra donc, dans le plus grand nombre des cas, préparer le système tégumentaire tout entier par des applications propres à provoquer à l'extérieur, aux dépens des organes internes, une suractivité fractionnelle très-prononcée.

* *

On ne se sert guère pour la douche que de l'eau ordinaire et non d'eau chargée de principes médicamenteux. Il faut peu compter en effet sur les substances en dissolution dans l'eau : elles n'agissent qu'en augmentant sa densité et par là sa force de percussion.

* * *

L'eau chaude ne saurait être rationnellement employée en douche que pour servir de préparation aux applications consécutives de l'eau froide. Les effets excitants de rubéfaction, de révulsion, obtenus par l'eau chaude, sont bien plus rapides, bien plus efficaces, avec l'eau froide. L'usage préalable de l'eau chaude n'est réellement nécessaire que lorsque le malade est dans des conditions morbides qui rendent la réaction physiologique difficile.

Pour dire toute notre pensée, nous ajouterons qu'on fait, à Vichy, un usage trop fréquent des douches chaudes, et que cette pratique est regrettable, au point de vue de l'intérêt immédiat des malades.

* * *

Les douches ascendantes sont utilisées dans les cas d'atonie du gros intestin, dans les catarrhes de la vessie et les engorgements de la prostate ; contre les engorgements atoniques et les états indolents de l'utérus et des ovaires.

Les douches ascendantes, d'après M. Durand-Fardel, agissent dans la constipation, en tonifiant l'intestin, en stimulant sa contractilité, en activant ses sécrétions. Elles rétablissent, en un mot, la régularité de ses fonctions, et cette stimulation exercée à l'extrémité du canal intestinal, est de nature à se faire sentir et à modifier d'une manière favorable, certains états dyspeptiques.

* *

Pour tranquilliser les appréhensions de quelques malades, qui redoutent énormément l'hydrothérapie, nous leur dirons qu'on s'y habitue avec beaucoup de facilité et qu'il suffit de quelques séances, non-seulement pour que les applications froides soient supportées, mais encore, pour qu'elles soient prises avec plaisir.

La sensation pénible causée par la première impression du liquide cesse bientôt pour faire place à un sentiment général de bien-être qui fait rechercher avidemment les affusions froides par ceux qui en ont pris l'habitude.

* *

Ce n'est que par des applications répétées que l'on obtiendra une stimulation vraiment salutaire : « Comme le balancier, en vertu de la vitesse acquise dans sa première oscillation, dépasse son point de départ, puis revient peu à peu à sa position initiale de repos, si aucune nouvelle impulsion ne lui est communiquée, de même le mouvement de réaction organique qui suit l'application de l'eau froide va au-delà du point initial d'équilibre ; en vertu de la stimulation imprimée à l'organisme par le contact du modificateur, la circulation capillaire est excitée, la chaleur accrue, les fonctions animales et végétatives activées.

Mais si une nouvelle application du modificateur ne vient pas lui communiquer une stimulation nouvelle, l'organisme est ramené plus ou moins rapidement à son état primitif. »

*
* *

Deux facteurs principaux interviennent pour obtenir les effets que nous venons de signaler : la *température* et la *pression*.

L'eau est soumise à une certaine pression dans les réservoirs ou appareils qui la contiennent ; elle est lancée d'une hauteur ou d'une distance plus ou moins considérable et avec plus ou moins de violence sur la surface du corps. La force de projection de la colonne liquide agit alors à l'égal d'un révulsif instantané, d'autant plus rapide que la température de l'eau est plus basse. Plus l'eau descendra au-dessous de 14°centigrades, plus la durée de l'application devra être courte.

Ce sera absolument l'opposé, en intervertissant cet ordre. Les effets stimulants sont bien moins marqués lorsqu'on monte l'échelle thermométrique ; la réaction s'opère avec plus de lenteur et quelquefois elle avorte complètement. Ceci reviendrait à dire que les douches *froides sont seules profitables.*

* * *

Pour que la douche soit vraiment utile, il faut que tous les organes aient été préalablement soumis à un égal degré d'excitation, que tous les tissus soient épanouis et prêts à recevoir l'impression saisissante d'un contraire : l'effet progressif d'un exercice sagement compris et ordonné, la promenade, la gymnastique, l'équitation, sont une excellente préparation.

Ces préliminaires sont indispensables pour que la sensation soit vraiment terrifiante, pour que « tout le clavier du mécanisme humain donne signe de vie en un tressaillement suprême; » pour que la réaction, en un mot, s'opère dans de bonnes conditions.

C'est alors que la friction sèche, qui ne

doit point être l'acte de dessication de l'épiderme mouillé, intervient, comme réactif
immédiat, pour empêcher le refroidissement
et rappeler le sang à la surface des téguments.

« Donc, il ne faut point, par *douilletterie*,
— c'est encore M. Paz qui parle, — se soustraire aux coups secs et rapides dont le garçon
doit frapper le dos du *douché*.

« Il ne faut point, avare de ses minutes,
se dérober au frottement long et âpre qui
doit rendre au corps sa chaleur et sa circulation normale au sang. Il faut, au contraire,
stimuler le doucheur ou la doucheuse, lorsqu'ils manquent de conviction... et d'énergie.

« Il ne faut point, sous le prétexte pusilla-
nime d'un chatouillement désagréable, retirer
son pied des mains du garçon et des aspérités
du linge.

« Les extrémités inférieures doivent rapidement, au contraire, être réchauffées ; exigez
même que celui qui vous frictionne vous
fouette un peu la plante des pieds. L'essentiel est de ramener la chaleur à la peau et
d'exciter la circulation, surtout vers les parties inférieures.

« Après la friction, aidez rapidement le
travail de la nature, soit en vous livrant à

quelques mouvements énergiques, soit en faisant une promenade de vingt minutes ou une demi-heure; mais à aucun prix ne montez en voiture pour rentrer chez vous.

« Pendant la douche, ne soyez point immobile. Servez-vous de vos mains pour flageller le reste du corps; frottez-vous les bras et les jambes, surtout la poitrine. Sautez, gambadez, vous n'en ferez que mieux.

« Quand vous vous présenterez devant la *pluie,* c'est généralement par elle que l'on commence, ne vous placez pas progressivement sous ses rayons, mais tout d'une pièce. Le *crescendo* du saisissement est un raffinement désagréable; armez-vous donc de courage, et le *jet horizontal* à forte pression viendra ensuite vous consoler et assurer votre réaction. »

Sous l'influence de l'eau froide, le système musculaire gagne de la force et de l'énergie, il soutient sans fatigue, au bout d'un certain temps, des exercices dont il n'était pas capable auparavant. L'appétit devient plus vif et les digestions plus faciles, les fonctions intestinales se régularisent, l'assimilation, la nutrition, l'absorption interstitielle sont activées, si bien que les gens obèses perdent l'excès d'embonpoint qui les fatigue, et que les gens maigres engraissent. L'innervation générale se modifie de la manière la plus heureuse, le sommeil devient plus profond et plus réparateur. L'activité du corps et de l'esprit redouble ; on se sent plus d'aptitude au travail ; on éprouve enfin un sentiment général de force et de bien-être physique, intellectuel et moral, qui résulte de l'équilibre des organes et de l'harmonie des fonctions.

Voici pour les effets généraux.

Localement, la douche agit plus particulièrement en augmentant l'activité de l'organe malade et celle des tissus ambiants.

Dans les cas où ce précieux moyen de balnéation n'a pas répondu aux espérances qu'on fonde sur son emploi, cela tient à ce que le remède a été administré, soit d'une façon intempestive, soit par une main inhabile.

*
* *

On évitera les rares déceptions qui ont été signalées en tenant compte des recommandations qui vont suivre ; elles ont reçu la consécration de l'expérience :

1° On ne devra recourir à l'hydrothérapie qu'avec énormément de prudence, chez les personnes dont le système nerveux est impressionnable, chez celles qui sont prédisposées aux congestions actives ou passives, chez la plupart des goutteux et des graveleux. La douche sera proscrite d'une façon absolue, s'il existe des phénomènes douloureux d'origine névralgique ou inflammatoire.

Aux deux âges extrêmes de la vie, on devra, par des applications graduelles, et ménagées, proportionner la température du liquide et la durée de la douche, à la faculté de calorification des sujets.

L'hydrothérapie n'est pas contre-indiquée, durant la grossesse pendant les premiers mois surtout. Elle est, au contraire, le meilleur moyen d'atténuer et souvent de guérir la plupart des maux qu'engendre l'état de gestation, entr'autres la dyspepsie, les vomissements, la chloro-anémie, le névrosisme etc., et de mener à bonne fin l'œuvre souvent si laborieux de la nature !

Nous recommandons aux malades de ne pas se couvrir la tête, pendant la douche. Il en résulte des congestions et des céphalalgies.

2° La douche en pluie verticale ne convient pas aux maux de tête, aux migraines, aux étourdissements, aux vertiges.

3° Dans les cas d'inflammation ou de lésions

organiques, le brusque afflux du sang peut n'être pas sans danger ; il est donc prudent de ne rien tenter sans avoir pris avis d'un médecin.

4° Nous avons dit qu'il était utile, pour obtenir de la douche tout l'effet qu'on peut en espérer, que le corps fut en moiteur. On fera cependant bien, lorsque la course ou les exercices gymnastiquess auront été très-violents, d'observer un intervalle de trois à quatre minutes entre les derniers exercices et la douche, afin de laisser aux mouvements du cœur le temps de reprendre une allure calme et régulière.

5° Les gens nerveux sont quelquefois vivement surexcités par la douche ; divers phénomènes, l'insomnie, la courbature, peuvent se montrer au début du traitement : on ne devra s'en préoccuper qu'autant qu'ils persisteraient.

Il n'y a rien d'étonnant que les membres et les nerfs habitués à une apathie atrophiante, demeurent *d'abord* singulièrement surpris « devant ce diable qui vient les secouer dans leur inaction et leur ordonner de vivre » : le système nerveux serait ébranlé à moins ; mais cette surexcitation ne doit être que passagère et sa persistance serait une contre-indication.

On pourrait encore suspendre momentanément le traitement pour le reprendre plus tard ; un nouvel essai suivi d'insuccès devrait y faire renoncer à tout jamais.

6° Dans les engorgements du foie et de la rate, le choc de l'eau peut, dans certains cas, réveiller les douleurs hépatiques et produire des ébranlements qui offrent une certaine gravité. L'apparition de symptômes douloureux ou inflammatoires indiquera nettement la conduite à suivre.

7° Le traitement hydrothérapique peut être suivi en tout temps, même l'hiver, lorsque toutefois la température n'est pas trop basse pour congeler l'eau dans les réservoirs. En été, l'action de l'eau froide est moins grande, parce que la température étant plus élevée, la réaction se fait sans effort de la part de l'organisme et n'amène qu'un effet passager sans grand résultat. Les époques les plus favorables sont toujours le printemps et l'automne, parce qu'à ces deux époques, la chaleur extérieure est modérée (Jardet).

8° Quant à la durée de la douche, elle devra varier de quelques secondes à une minute, deux, trois minutes au maximum.

* *

En tenant compte des conseils qui précè-

dent, on pourra affronter sans crainte les établissements hydrothérapiques : chaque année
apporte son contingent de faits nouveaux,
et avec tous mes collègues, j'ai pu constater
combien les douches et les affusions froides
viennent heureusement en aide à la médication
hydro-minérale.

**

Voici, en quelques mots, quel est le rôle
de l'hydrothérapie appliquée aux maladies
que l'on soigne à Vichy :

L'hydrothérapie intervient dans la goutte
chronique pour favoriser l'assimilation des
principes nécessaires à l'entretien de l'organisme, faciliter les sécrétions et notamment
celles de la peau et des reins, régulariser
l'innervation, prévenir les congestions viscérales en facilitant la circulation cutanée, et,
en définitive, pour ramener l'équilibre dans
toutes les fonctions.

Dans la gravelle urique, les applications de
l'eau froide ont pour résultat de stimuler les
fonctions de l'organisme tout entier et de
remédier ainsi à l'anomalie nutritive qui a
engendré la gravelle urique, au défaut d'assimilation des principes albuminoïdes.

. La douche agit surtout dans le diabète et

l'albuminurie, en relevant les forces du malade, en arrêtant la marche désorganisatrice du mal ; mais pour atteindre ce résultat, il faudra que le degré de réaction qu'on provoque soit proportionné au degré de résistance du sujet.

C'est aussi la douche qui intervient le plus efficacement pour remédier d'une manière héroïque au trouble profond qui accompagne la chlorose et l'anémie sous ses diverses formes. Les désordres nerveux, les perturbations fonctionnelles, seront rapidement enrayés. Dans l'anémie qui accompagne la cachexie paludéenne, la douche froide et courte est le modificateur le plus efficace pour relever les forces perdues. Elle suspend à la fois la marche de cette dégradation, de cette déchéance qui frappe tous les cachectiques, comble les pertes de l'économie, lui donne la force de résistance et fait disparaître les altérations de l'appareil spléno-hépatique.

On pourra avoir recours aux douches en pluie et en jet et surtout au bain de cercles, qui constitue le procédé le plus énergique et le plus efficace, quand il peut être facilement supporté par les malades, alors même que la dyspepsie est greffée sur un affaiblissement considérable de l'organisme, alors même que les fonctions de calorification sont amoindries.

La douche froide sous toutes ses formes,
agit comme tonique, comme reconstituant,
et sert à dissiper les symptômes nerveux et
les altérations du sang qui marchent presque
parallèlement avec les symptômes locaux de
la gastropathie.

Il est évident que les applications hydrothérapiques trouveront spécialement leur
emploi dans la dyspepsie engendrée par une
congestion du foie, par une influence goutteuse
héréditaire, par la chloro-anémie, par des
désordres utérins.

C'est en agissant sur la circulation générale
et sur l'innervation, c'est en accélérant les
échanges organiques, que les douches froides
ou les frictions mouillées font disparaître les
engorgements de la matrice, du foie et de la
rate : elles combattent l'hypérémie et l'inertie
organique qui concourent à la persistance de
la métrite, lorsqu'il n'existe pas de poussées
congectives actives, ou lorsque le processus
inflammatoire chronique n'est pas entretenu
par un état diathésique, que l'hydrothérapie
ne saurait atteindre.

*
* *

En signalant l'influence heureuse de l'hydrothérapie sur les engorgements des organes

spleno-hépatiques, nous ne saurions vouloir désigner les affections chroniques, reliées à des lésions d'ordre anatomo-pathologique, à des perturbations nutritives profondes, à des altérations de texture, pas plus que l'hypérémie qu'entretiennent les maladies de cœur ou des obstacles à la circulation hépatique.

Il ne faut demander à l'hydrothérapie que ce qu'elle peut donner : c'est déjà beaucoup qu'elle puisse prévenir des altérations histologiques, qui, lorsqu'elles ont évolué dans nombre de cas, sont au-dessus des ressources de l'art.

DES DIVERSES APPLICATIONS DE L'ACIDE CARBONIQUE

Sans ajouter à l'emploi de l'acide carbonique l'importance que M. Herpin lui a donné, je pense cependant qu'il faut tenir un compte sérieux de cet adjuvant de la médication alcaline.

L'acide carbonique n'agirait-il qu'en produisant une diminution, une abolition de la douleur, qu'on devrait se féliciter de pouvoir remédier par son intermédiaire, aux maux si nombreux de la pauvre humanité.

« La douleur physique, dit M. Verneuil, est un symptôme si terrible, son action porte une si grave atteinte à la constitution générale, et influence d'une manière si fâcheuse la marche des maladies auxquelles elle est associée, qu'on doit accueillir, avec un grand empressement, toutes les tentatives qui ont pour but de la faire disparaître définitivement ou temporairement, ou même de l'amender ».

Mais l'acide carbonique possède d'autres propriétés importantes, comme nous le verrons plus loin et ces propriétés trouvent leur application dans un certain nombre d'affections qui se traitent dans notre cité thermale, les affections utérines en particulier.

L'acide carbonique s'emploie à Vichy en bains généraux, partiels ou locaux, en douches, en injections et en déglutition dans l'estomac.

*
* *

Les bains généraux se prennent dans des baignoires ordinaires simplement recouvertes d'une enveloppe imperméable, destinée à protéger la tête du malade. Celui-ci n'a besoin que de poser ses vêtements de dessus. Un robinet distribue le gaz à volonté. Les séances varient de vingt minutes à une heure.

*
* *

Les bains partiels se donnent dans des· appareils, dans des manchons en toile, ou en caoutchouc, où l'on enferme les membres malades et dans lesquels une pression suffisante fait arriver le gaz.

On a utilisé avec plus ou moins de succès les bains d'acide carbonique pour combattre les douleurs arthritiques de la goutte et du rhumatisme, les névralgies sciatiques ou autres, etc. Cet agent agit, dans ce cas, comme analgésique et diaphorétique.

*
* *

Pour les douches et injections, le gaz est conduit sur les parties malades, au moyen de petits tubes flexibles en caoutchouc, dont l'extrémité est armée d'ajutages de forme différente. Les injections et les douches donnent d'excellents résultats dans les cas de prurit et de spasmes, dans les névroses vaginales et utérines, qui sont si souvent une cause de stérilité, dans les diverses ulcérations du col utérin. L'effet cicatrisant se produit assez rapidement dans la plupart des cas d'ulcération simple du museau de tanche.

Ces injections devront toujours être administrées avec une certaine circonspection ; car lorsque la muqueuse est enflammée, excoriée, l'absorption de l'acide carbonique par ces sur-faces dénudées, est susceptible d'occasionner des accidents.

* *

J'avouerai franchement que j'ai peu d'es-time pour les déglutitions d'acide carbonique, même dans les cas de susceptibilité excessive de l'estomac : il nous semble préférable d'avoir recours à des eaux fortement gazeuses ou aux autres médicaments anesthésiques, dont la thérapeutique peut disposer avec beaucoup moins d'inconvénients.

* *

Les anciens avaient soupçonné les pro-priétés analgésiques et cicatrisantes de l'acide carbonique. Elles ont été mises complètement en lumière par les expériences de Ingen-Housz et de Boddoes.

« Je m'appliquai, dit le premier, un vési-catoire long d'un pouce et large d'un demi-pouce à la partie dorsale du médius de la main gauche. Lorsque la douleur produite par l'action des cantharides eut cessé entière-ment, j'enlevai la peau soulevée par le vésica-toire, et je ressentis une douleur très-vive, au moment où la plaie se trouva au contact de l'air; j'attachai le col d'une vessie contenant de l'acide carbonique autour de mon doigt, la douleur disparut aussitôt.

« Tout le temps que je maintins mon doigt dans l'acide carbonique, je me demandais s'il était le moins du monde atteint de blessure; lorsque je le retirai, la surface de la plaie avait une apparence blanchâtre. Cela tenait à la formation d'un nouvel épiderme. Une heure après, la peau, exposée à l'air, devint douloureuse, et parut irritée, comme on le dit vulgairement. Je replaçai mon doigt dans l'acide carbonique : dix minutes après, la douleur avait disparu. Après quelques heures je le retirai de la vessie et je sentis renaître la cuisson.

« Ces expériences furent répétées sur trois autres personnes, et toujours le contact de l'air ou celui de l'oxygène augmentait la douleur produite par le vésicatoire, tandis que celui du gaz acide carbonique la faisait cesser entièrement. »

Ces faits trouvent leur confirmation dans les recherches de Salva (*Thés.* Paris, 1860), qui, après avoir laissé son avant-bras gauche, pendant quarante-cinq minutes, dans un manchon en caoutchouc rempli d'acide carbonique, constata qu'il s'était formé, sur la surface dénudée de l'épiderme et à vif, une couche fibrineuse transparente qui la recouvrait complétement ; — dans l'observation de Chaptal, qui, après s'être frappé les mains avec une touffe d'orties, laissa l'une à l'air libre, l'autre plongée dans l'acide carbonique, et n'éprouva aucune douleur à cette dernière, tandis qu'il souffrit beaucoup de la main laissée au contact de l'air.

On constate quelque chose d'analogue sur les muqueuses du vagin et de la vessie, après les injections gazeuses. La sensation légère de chatouillement, de chaleur, s'irradiant vers la région abdominale, est bientôt suivie de calme dans les hyperesthésies, de cessation parfois complète de la douleur.

Certains phénomènes initiaux, rougeur des téguments, chaleur, sueur, augmentation des sécrétions, s'expliquent par une activité plus grande du courant sanguin.

* *

Follin a expérimenté le gaz carbonique contre l'ulcère cancéreux du col de l'utérus.

Chez une femme, atteinte depuis dix-huit mois et en proie à de très-vives douleurs, chez qui l'ulcération était à bords taillés à pic et saignait facilement, Follin pratiqua une première injection, et au bout de quelques instants, au dire de la malade, les douleurs avaient disparu.

Ces injections, répétées plusieurs jours de suite, tous les soirs, firent cesser les douleurs et les calmèrent pour le reste du temps; mais, on le comprend, elles n'eurent aucune autre influence sur l'état général et local des parties.

Chez une autre femme, atteinte d'un cancer ulcéré du col de l'utérus, une première injection de gaz, amena la disparition presque instantanée de la douleur, et, fait plus remarquable, les douleurs ne se reproduisirent que huit jours plus tard, pendant la nuit. Une nouvelle injection, pratiquée le lendemain, procura un soulagement aussi rapide et aussi complet.

*
* *

« Les bains de gaz ont été employés avec succès, dit le Dr Rotureau, surtout dans les affections rhumatismales. Il n'est pas de saisons dans lesquelles des rhumatisants, à une période plus ou moins avancée, n'en éprouvent un très-grand bienfait.

« La manifestation rhumatismale, la plus

grave peut-être, est, comme on le sait, la paralysie. Le traitement gazeux a contre elle
des effets puissants. De toutes les formes de
paralysies, la paralysie rhumatismale cède
le plus vite et guérit le mieux. Aussi, tous
les paralytiques qui arrivent à Nauheim,
privés d'une plus ou moins grande partie de
leurs membres inférieurs, sont-ils d'emblée
soumis à la médication sèche.

« Lors même que la paralysie est complète, le mouvement revient chaque jour peu
à peu, et quelquefois d'une manière assez
marquée pour que les progrès se reconnais-
sent après chaque bain. Il est des cas même
où le traitement a été si efficace, que quinze
bains ont suffi pour permettre la marche à
des rhumatisants qui n'avaient pu se servir
de leurs membres depuis des années entières. »

*
* *

Nous nous en tiendrons à ces quelques
considérations sur l'acide carbonique; nous
aimons à espérer qu'elles n'auront pas été
complétement inutiles.

INHALATIONS D'OXYGÈNE

L'idée de faire inhaler l'oxygène aux diabétiques est due aux explications de quelques savants de Munich (Pettenkofer, Voit, Huppert) qui admettent que si le sucre n'est pas brûlé, c'est parce qu'il y a un défaut de rapport entre la proportion d'oxygène absorbé et les aliments ingérés. En d'autres termes, la quantité de sucre formé est plus grande que la quantité d'oxygène destiné à opérer sa réduction.

Ce manque d'équilibre, toujours d'après les mêmes auteurs, serait dû à une altération fonctionnelle des globules rouges, qui, quoique normaux quant à leur nombre, ne possèdent plus, au même degré que dans l'état sain, la faculté de fixer l'oxygène.

Nous n'avons pas à examiner cette théorie, qui vient cependant de recevoir comme une confirmation des recherches de M. Dastres (*Soc. de biologie*, 18 Nov. 1876).

D'après lui, il existerait un rapport inverse entre le sucre et l'oxygène du sang. Il a opéré sur des chiens soumis à une asphyxie lente. L'appareil était disposé de telle sorte qu'il pouvait non-seulement graduer l'asphyxie, mais encore la faire cesser et la produire à volonté.

Ainsi, prenant un animal dont le sang contient 1,28/1000 de sucre et le soumettant aux phénomènes de l'asphyxie, lorsque son sang est désoxygéné et devient noire, il contient 2,53/1000 de sucre, presque le double. Ce sang étant de nouveau oxygéné et les phénomènes de l'asphyxie disparaissant ; il ne contient plus que 1,77/1000, puis 1,70/1000 et revient assez rapidement au chiffre primitif. Ce sang étant de nouveau désoxygéné, il revient graduellement à la proportion précédente de 2,53/1000 de sucre. Ces expériences tendraient à prouver que le sang s'enrichit en sucre à mesure qu'il s'apauvrit en oxygène et réciproquement. Le sucre et l'oxygène seraient donc dans le sang, comme aux extrêmités d'une balance.

**

Ce qu'il y de certain, c'est qu'à la suite d'une inhalation de 15 à 20 litres d'oxygène (on peut en respirer jusqu'à 40 ou 50, en plusieurs fois, dans la journée, sans en être incommodé), on constate une diminution dans la quantité de sucre éliminé.

L'oxygène n'atteint ainsi le diabète que
dans ses manifestations symptômatiques et
non dans son essence. Il aurait pour propriété de donner au mouvement vital, une
plus grande activité, d'augmenter le champ
d'hématose du poumon, en favorisant la destruction du sucre, au moment de son passage
dans cet organe, de prévenir par conséquent
ou de ralentir les manifestations graves qui
accompagnent la maladie, à une certaine
période.

* *
*

C'est d'une façon analogue qu'il faut expliquer le rôle de l'oxygène dans l'albuminurie.
Les principes albuminoïdes, au lieu d'être éliminés en pure perte, sont utilisés en partie et
les combustions internes deviennent plus
complètes.

* *
*

Dans des expériences faites sur lui-même,
Kollmann a vu l'acide urique diminuer sous
l'influence de l'inhalation de ce gaz. Ainsi,
une première fois, tandis que 300 grammes
de ses urines contenaient normalement 236
milligrammes d'acide urique, la quantité de
cet acide descendit à 122 milligrammes, pour

la même quantité d'urine, après qu'il eût respiré 12 litres d'oxygène.

Une autre fois, l'acide urique descendit de 134 milligrammes à 25 milligrammes. Enfin dans une expérience qu'il fit en commun avec Eckart, sur un albuminurique, il constata également une diminution de l'acide urique ; de plus, il vit l'albumine diminuer dans les urines, et même disparaître complètement au bout de quatre jours. Le malade respirait, deux fois par jour, 28 litres d'oxygène.

Trousseau, après avoir lu le livre de M. Demarquay (*Essai de pneumatologie médicale, recherches physiologiques, cliniques et thérapeutiques sur les gaz*), eut l'idée d'expérimenter les inhalations de gaz oxygène pur, dans certaines dyspepsies ou l'organisme ne peut supporter une alimentation réparatrice et s'épuise par une déperdition quotidienne : Il en obtint des résultats « aussi remarquables au point de vue thérapeutique, qu'inattendus et paradoxaux, au point de vue physiologique. »

La malade sur qui Trousseau expérimenta était anémique et épuisée par l'allaitement ; sa figure était absolument celle d'un cadavre ; la faiblesse allait croissant ; cette faiblesse était même telle, que la malade ne pouvait s'asseoir dans son lit sans tomber en syncope.

« Comme les toniques et les ferrugineux, dit-il, avaient échoué, et que l'anorexie était absolue, je résolus d'essayer des inhalations d'oxygène, afin de raviver l'appétit et de faciliter la digestion. Dès le 14, la malade commença ce nouveau traitement, mais elle était si faible que dès la seconde inspiration, elle perdit connaissance par suite de l'effort qu'elle avait dû faire pour aspirer le gaz. Cependant, je recommandai d'insister et de lui faire respirer à plusieurs reprises, cinq à six litres en tout d'oxygène, dans le courant de la journée. Pendant trois jours, la quantité de gaz respirée fut bien peu considérable, et l'amélioration bien peu sensible. Mais à partir du 19, la malade put s'asseoir impunément sur son lit et mangea un peu.

« Le pouls ne battait plus que 104 fois par minute. Le 21, elle se lève pendant une heure, demande à manger, surtout des légumes. Il n'y a plus que 92 pulsations et la peau est fraîche. Le 24, le pouls tombe à 80 ; la malade descend au jardin et dit avoir un appétit *vorace ;* en effet, elle mange deux portions ce jour-là et n'en a pas assez le soir. »

Quelques jours après, la jeune femme demandait à quitter l'hôpital.

9

*
* *

Pendant la saison 1876, j'ai eu à soigner deux jeunes filles, très-anémiées l'une et l'autre : les téguments étaient décolorés, les extrémités presque toujours froides, etc. L'oxygène a été administré pendant trois semaines consécutives à la dose graduelle de 5, 10, 15 et même 20 litres quotidiennement. Après chaque séance, mes deux malades accusaient le même sentiment d'alacrité ; il leur semblait qu'elles respiraient plus à l'aise, les traits se coloraient légèrement, l'exercice devenait chaque jour plus facile, l'estomac plus tolérant, les digestions plus complètes.

Elles ont quitté Vichy dans d'excellentes conditions de santé, et ce résultat ne saurait être attribué aux eaux, attendu qu'elles n'ont pris que des doses insignifiantes de la source *Lardy*.

Ces faits, et d'autres analogues que je pourrais rapporter, prouvent bien qu'il faut tenir compte de cette médication. Je suis convaincu que, mieux-connue et, par conséquent, judicieusement appliquée, elle pourra rendre de grands services.

PULVÉRISATION
DES EAUX MINÉRALES
—

Une salle est affectée à cette médication, dont nous n'usons qu'exceptionnellement. On se sert, soit de l'eau de la source *Chomel*, soit des eaux sulfureuses les plus connues, dont il existe un dépôt à l'établissement et que l'on chauffe préalablement, au bain-marie, à une température approximative de 45 à 5o degrés centigrades. On pourrait également prévenir l'abaissement de la température qui résulte de la division du liquide, en se servant de l'appareil de Capron, ou du pulvérisateur Siègle.

**

La pulvérisation, faite dans ces conditions, ne saurait être employée avec quelque fruit que dans les maladies de l'isthme du gosier, du pharynx et du larynx. Il sera toujours préférable, dans les maladies chroniques des voies respiratoires, de séjourner dans des salles d'inhalation, comme celles qui existent à Saint-Honoré, Allevard, Aix, Cauterets, Luchon, Bagnères, Enghien. Les gaz sont fournis par l'eau minérale, venant directement de la source et se répandant, par pression, sur un appareil diviseur à chûtes successives. Un jet d'eau chauffé peut produire une atmosphère sulfureuse chaude ou tiède, à volonté.

**

C'est ici le lieu de rappeler le reproche fait aux pulvérisateurs de Sales-Girons, comme à tous les appareils qui divisent l'eau minérale en poussière impalpable, pour la faire pénétrer, avec ses principes fixes et ses gaz, dans les voies respiratoires.

Cette division excessive amène nécessairement la séparation des gaz contenus dans l'eau, immédiatement après sa sortie de l'appareil, d'où il suit que l'eau pulvérisée arrive au malade privée des gaz libres ; de plus, certaines eaux sulfureuses, au contact de l'air, perdent une grande partie, jusqu'à 60 p. 100, de leurs sulfures, ainsi que cela a été constaté par des analyses faites avant et après la pul-

vérisation de ces eaux ; enfin, objection bien
plus grave encore, il paraît constant, malgré
des expériences contradictoires, que l'eau
pulvérisée, qui arrive aisément dans l'arrière-
bouche, dans le pharynx et même à l'entrée
de la glotte, franchit difficilement cette ouverture et pénètre à peine dans la trachée, encore
moins dans les bronches, alors même que le
malade prend la précaution d'abaisser la
langue, de renverser légèrement la tête en
arrière et de faire de larges aspirations, ainsi
que le recommande l'inventeur de la méthode.

RÉGIME ET HYGIÈNE [1]

—

Les modificateurs hygiéniques trouvent leur application dans la plupart des imminences morbides et des maladies chroniques traitées à Vichy.

L'hygiène, c'est la médecine de l'avenir; elle renferme le secret de tant de cures obtenues si simplement jadis par nos devanciers.

Nous devons faire un emploi d'autant plus persévérant de la thérapeutique hygiénique que la fraude et le mercantilisme, sont plus à redouter. La sophistication a pénétré partout : nous buvons des liquides frelatés, nous mangeons des mets frelatés. Si la chimie a rendu d'immenses services à la société, elle en rend aujourd'hui de fort mauvais à la santé publique, en permettant à des commerçants

[1] Pour plus de détails, lire une brochure de l'auteur: « *Quelques Conseils sur l'hygiène et le régime des malades à Vichy* ». — Chez tous les libraires.

éhontés de substituer des produits nuisibles aux principes sains et nutritifs qui doivent faire la base de l'alimentation quotidienne.

Aussi, faut-il se garer, non-seulement contre les écarts de régime, mais encore veiller avec un soin jaloux sur la bonne qualité et la provenance des denrées alimentaires.

*
* *

Cette première précaution étant observée, il faudra que la réparation alimentaire soit proportionnelle à la dépense, que l'exercice soit en rapport avec les forces et que le sommeil vienne régulièrement rétablir l'harmonie.

*
* *

La régularité dans l'heure des repas est d'une grande importance. Dans nombre de cas, le meilleur régime est celui que le malade, d'après sa propre expérience, supporte le mieux : en règle générale, on devra de préférence, faire choix de l'aliment le plus léger, le plus nutritif, le plus facile à digérer.

Les végétaux herbacés ne sont contreindiqués que chez les goutteux gastralgiques, lorsqu'il existe des flatuosités gastro-intestinales ou un état névropathique de l'estomac.

**
**

Ici se place l'éternelle question de la salade, qui est jugée depuis longtemps par le corps médical, si elle ne l'est pas encore par les maîtres d'hôtel.

Peut-on manger de la salade, pendant qu'on est soumis à l'action des eaux de Vichy?

M. Mialhe, membre de l'académie de médecine, a répondu de la façon suivante : « Oui, sans aucun doute, on peut manger de la salade, et même avec un avantage incontestable, à la seule condition qu'on la digère convenablement. En effet, pendant leur destruction dans l'organisme, les citrates, tartrates, malates, ou fumarates de potasse, qui font partie intégrante, soit des légumes, soit de la salade, sont oxydés ou brûlés dans le torrent de la circulation sanguine et transformés en bicarbonate de potasse, c'est-à-dire en un composé congénère de bicarbonate de soude et pouvant alcaliser l'économie au même titre que ce dernier. Et cela, au point même qu'un malade qui se nourrirait exclusivement de salade et de pain, verrait ses sécrétions devenir alcalines bien plus promptement qu'un malade soumis à un régime mixte.

En un mot, le mangeur de salade, vivant à la manière des herbivores, aurait toujours, comme eux, ses sécrétions alcalines, car il ne faudrait pas croire que le vinaigre ou acide acétique, qui entre dans la salade, apporterait quelque changement au résultat final, l'acide acétique, en présence des bases alcalines, étant l'un des acides les plus aisément combustibles dans l'organisme.

Le seul légume qu'il est essentiel de proscrire du régime diabétique de Vichy, c'est l'oseille, parce qu'elle renferme de l'oxalate acide de potasse et que l'acide oxalique est indestructible dans l'économie animale ».

* *
*

Les repas devront être suffisamment arrosés ; le vin rouge de bonne qualité peut même être autorisé chez les goutteux et dans la dyspepsie acide.

* *
*

Les personnes qui ne boivent pas de vin ou qui ont l'habitude de le couper avec de l'eau ordinaire, devront veiller à ce qu'on ne leur serve que de l'eau provenant de l'Allier. Il existe une prise d'eau au-dessus de Vichy et des conduites de tous les côtés. C'est une eau potable excellente, tandis que celle de la plupart des puits particuliers est chargée de carbonate, de sulfate de chaux, etc., et, partant, très-difficile à digérer.

*
* *

Les considérations qui suivent feront comprendre l'utilité de l'introduction dans l'estomac, d'une certaine quantité de liquide, pendant la digestion des albuminoïdes.

La puissance digestive du suc gastrique est dans un rapport rapidement décroissant, bien que toujours direct, avec la quantité de pepsine qu'elle contient. Mais plus cette pepsine est étendue d'eau, plus elle est apte à remplir le rôle qui lui est dévolu. C'est un fait d'observation quotidienne, que, quand une digestion artificielle s'arrête, on lui redonne une activité nouvelle, en ajoutant un peu d'eau. Plus une solution est concentrée, moins elle digère d'albumine (Schewann, L. Corvisart). Ainsi, suivant M. Schiff, une certaine quantité de pepsine dissoute dans 200 grammes d'eau, a digéré pendant un temps, 196 grammes d'albumine solide ; dans le même temps, la même quantité .avec 400 grammes d'eau, a digéré 391 grammes ; avec 800, 680 grammes ; avec 1200, 880 grammes ;

avec 1600, 870 grammes. On voit, par cet
exemple même, qu'il y a des limites à la quantité d'eau qu'il est possible d'ajouter avec
avantage ; mais ce qui ressort clairement,
c'est l'absolue nécessité de diluer les aliments
et d'activer ainsi, dans un milieu acide, l'action peptique de l'agent principal de la digestion.

* *
*

Pour les malades qui suivent un traitement,
les vins blancs sont bien plutôt des médicaments que des aliments, et l'usage ne saurait
en être autorisé que pour exciter l'excrétion
urinaire, ou combattre un état inquiétant de
torpeur célébrale.

Le premier devoir du vin, à Vichy plus
qu'ailleurs, est d'être rouge.

* *
*

Ce que l'on mange au sein de la joie, avec
le calme de l'esprit et du cœur, profite bien
mieux à l'économie : il faudra donc éviter les
discussions irritantes et laisser voguer en paix
le vaisseau de la chose publique.

« Quand vous arriverez aux eaux minérales, dit Alibert, faites comme si vous entriez
dans le temple d'Esculape : laissez à la porte
toutes les passions qui ont agité votre âme,

toutes les affaires qui ont si longtemps tourmenté votre esprit ».

**

Un exercice modéré après chaque repas,
ne peut que faciliter le travail de la digestion.

Le défaut d'un exercice régulier, d'après
Chomel, est l'une des causes les plus fréquentes
de la dyspepsie ; son influence sur le déran-
gement des organes digestifs est d'autant plus
grande que le sujet a des muscles plus forts
et plus aptes à supporter le mouvement.

**

Certaines personnes prennent du café, de
l'alcool, de la bière, et fument après leur
repas.

Un mot sur chacun de ces points :

La plupart des affections du foie contre-
indiquent l'usage du café ; les personnes d'une
grande irritabilité nerveuse, les jeunes filles
qui éprouvent si facilement des troubles cardiaques, devront s'en abstenir.

Mais ces réserves étant faites, qu'il me soit
permis de proclamer bien haut la valeur nutritive et hygiénique du café.

*
* *

Sans être un moraliste chagrin, disposé à exagérer les faits acquis, pour en constituer un épouvantail, je tiens à présenter quelques observations sur les inconvénients du tabac et des boissons alcooliques :

La bonne bière est une excellente boisson ; mais la fraude a introduit dans sa fabrication une foule de substances, dont l'influence à longue échéance sur l'économie est certainement funeste. Mieux vaut donc s'en abstenir.

Cette proscription sera absolue dans les différentes formes de dyspepsies, dans le diabète et l'obésité.

On a depuis longtemps signalé les qualités toxiques de l'air des cafés. Les effets de cette atmosphère confinée, chaude et pleine de vapeurs de tabac, tiennent à la fois du vertige, de la congestion cérébrale et de l'asphyxie. Si les gens en santé n'ont rien à gagner dans un air pareil, à plus forte raison les malades, les personnes à prédisposition cérébrale, ont tout à y perdre.

L'habitude de fumer, avec excès surtout, constitue un mode d'oisiveté cérébrale qui aboutit à la longue à l'inaptitude de l'esprit et à l'irrémédiable engourdissement des facultés. Le tabac, qui permet de ne rien faire sans rien penser, diminue la mémoire, amoindrit l'énergie génitale, irrite les organes respiratoires, et peut en favoriser les dispositions morbides.

Mais ce n'est pas tout : le tabac engendre la plupart des troubles gastriques, et les aggrave ou les entretient lorsqu'ils ont évolué.

Le processus est ici des plus simples : Le tabac a pour premier inconvénient de provoquer localement une hypersécrétion de liquides salivaires et gastriques, qui sont non-seulement perdus, sans nul profit pour la digestion, mais dont l'absence est préjudiciable aux actes ultérieurs du travail stomacal, de plus, il occasionne des contractions exagérées dans la tunique musculaire de l'estomac, et les aliments, par suite, ne sont pas suffisamment élaborés. (G. Sée)

Dans l'un comme dans l'autre cas, le bol alimentaire, incomplétement transformé, agit à l'instar d'un corps irritant, et sa présence, au lieu de produire un stimulus favorable, entraîne des désordres plus ou moins nombreux dans les voies digestives.

On cherchera donc, dans les affections du tube digestif et des voies respiratoires, à se guérir de cette funeste habitude qui n'offre aucun avantage et donne lieu à des inconvénients.

*
* *

Je ne veux pas clore ces considérations tabachiques sans protester contre les tirades des romanciers et des poëtes. Je veux bien convenir, avec Méry, que Moka et la Havane sont deux merveilleux pays qui s'associent parfois pour donner une fête au cerveau ; il est possible que pour certaines personnes, le moment où l'on raconte les plus charmantes choses, où la parole amuse le mieux l'oreille et l'esprit, soit ce moment solennel pour un estomac satisfait, où le parfum du café se mêle à celui du tabac ; mais cette excitation même, excitation factice et passagère ne saurait s'obtenir sans perturbation de l'équilibre organique, et si elle est trop souvent répétée, elle entraîne fatalement des désordres.

Du reste, et toutes les phrases du monde n'y feraient rien, la pensée comme la santé s'enfuient fatalement devant l'invasion des joies sensuelles ; elles sont femmes l'une et l'autre : l'odeur du tabac leur répugne ; leur palais est délicat et l'absinthe leur fait mal !...

*
* *

Un mot maintenant sur l'alcool :

A la quatrième session du congrès interna-
tional des sciences médicales, qui a eu lieu en
1875, à Bruxelles, les médecins de toutes les
nations ont été d'accord pour admettre que
l'abus de l'alcool abat, déprime et refroidit,
mais qu'à dose modérée, il arrête la dégénérescence des organes, excite, ranime et rend
de très-grands services, même dans les maladies aiguës fébriles.

Le même congrès, dans la séance du
24 septembre 1875, a cependant tenu à restreindre le plus possible le nombre des indications de l'alcool, soit dans les maladies aiguës,
soit dans les maladies chroniques... Il n'a
pas hésité, dans nombre de cas, à recommander d'autres agents appartenant à la matière
médicale et à proscrire l'alcool, craignant que
son introduction trop fréquente en médecine
ne constitue aux yeux du vulgaire un encou-
ragement.

Ces recommandations ont d'autant plus
leur raison d'être, que la consommation des
alcools de mauvais goût se substitue de plus
en plus à celle des alcools de provenance vi-
nique, dont la préparation, à peu près limitée

au midi de la France, peut à peine suffire aux besoins des classes riches et privilégiées. La grande généralité des liqueurs est fabriquée avec des spiritueux de mauvaise qualité, et on a le droit de considérer tout spécialement ces excitants coume des *esprits ennemis de l'esprit.*

Les liqueurs fermentées et distillées sont surtout contre-indiquées dans les cas de pléthore habituelle, de tempérament sanguin très-prononcé, irritabilité extrême du système nerveux, prédisposition aux congestions cérébrales, idiosyncrasie hépatique assez développée pour imprimer à l'ensemble de la constitution un cachet d'imminence morbide et l'incliner aux affections aiguës et chroniques du foie, avec ou sans dyspepsie.

En dehors de ces cas, ajoute M. Lévy, par cela même qu'il est difficile d'échapper à toute occasion de stimulation alcoolique, la sagesse veut que nous y disposions nos organes, et qu'un agent qui n'est pas nécessairement nuisible ne leur devienne pas, même à des doses exiguës, une cause de perturbation et de malaise.

*
* *

Dans les premiers moments de la digestion, il est dangereux de se livrer aux travaux de l'esprit, plus dangereux encore de s'abandonner aux jouissances génésiques.

Prenez de l'amour ce qu'un homme sobre prend de vin, ne devenez jamais ivrogne !...

*
* *

La sieste est une mauvaise chose : elle énerve plus qu'elle ne repose. Comme nous tenons à éloigner toutes les préoccupations, toutes les émotions violentes qui peuvent entraver la cure, nous recommandons aux malades de ne pas fréquenter les salons de jeu. C'est au moment où l'économie a le plus besoin d'un exercice modéré (après les repas), ou de repos (pendant la nuit), que le joueur, en proie à l'espérance, à la crainte, s'enferme et se livre à une occupation qui surexcite d'une façon exceptionnelle les organes de la sensibilité. La passion inique du jeu devient ainsi une des causes les plus malfaisantes de destruction physique et morale !

Il serait infiniment préférable à tous les points de vue de mieux employer les loisirs laissés par le traitement curatif.

*
* *

Comme l'auteur de la *Flore de Vichy,* (ce livre est, d'après l'expression même de Madame Sand, « un appel et un stimulant à l'étude poétique et positive de la nature ») nous pensons que des promenades modérées, faites en plein air et en se livrant à la plus agréable des études (la connaissance des fleurs, débarrassée de son rigorisme scientifique), ne peuvent que produire des effets salutaires sur la santé compromise, et aider puissamment au résultat économique attendu de l'usage des eaux.

La santé morale, de même que l'hygiène physique, ont tout à gagner à subir la salutaire influence de la flore indigène locale, dont la luxuriante végétation s'étale sur tous les points où les nécessités agricoles lui ont laissé une petite place au soleil.

* * *

Employé avec modération, sans provoquer de lassitude, c'est-à-dire dans des conditions réparatrices suffisantes, l'exercice, sous toutes ses formes, établira un juste équilibre entre toutes les fonctions.

La gravelle urique, la goutte, la glycosurie, l'obésité, ont été guéries ou considérablement atténuées par les effets de l'exercice et du régime combinés.

**

Nul doute aussi que les affections nerveuses si nombreuses, qui trouvent leur source dans une existence sédentaire ou mondaine, ne soient susceptibles de ressentir une amélioration sensible de tout ce qui peut augmenter l'activité des fonctions organiques.

**

Le jeu de billard, qui occupe le système musculaire presque en entier, est un excellent exercice.

Il est bien entendu que nous ne parlons pas des parties de billard qui se font dans des estaminets enfumés, où l'on respire un air vicié de toutes les façons.

**

Il y aurait un inconvénient sérieux à se livrer à des mouvements trop violents dans les maladies des organes du bassin : les longues excursions, la fréquentation assidue des bals, des soirées, entraînent fatalement des exacerbations inflammatoires, des phénomènes douloureux et fluxionnaires du système utéro-ovarien.

Il est bon que la vie calme et régulière des eaux soit traversée par quelques diversions, mais la prudence doit prévenir les excès, et les soirées dansantes ou autres ne devront jamais faire une brèche profonde dans la nuit. Quels tristes lendemains laisse le bal folâtre !...

L'influence bienfaisante du sommeil est nécessaire à toute l'économie : chaque réveil est une éclosion nouvelle à la vie.

Le sommeil rétablit l'équilibre des organes, réduit les prises du monde extérieur sur l'organisme ; en ralentissant les fonctions de plasticité, il diminue la consommation ; en amortissant l'action du cerveau, il met pour un certain temps la vie nutritive à l'abri de mille causes de perturbation qui sont d'origine intellectuelle et morale....

**

Nous nous en tiendrons à ces quelques conseils ; ce serait beaucoup si chaque malade voulait en tenir un compte sérieux.

L'hygiène, en effet, est le plus puissant correctif des dispositions morbides. M. Gueneau de Mussy, le savant clinicien de l'Hôtel-Dieu, vient de le prouver une fois de plus dans ses recherches sur l'étiologie et la prophylaxie de la fièvre typhoïde. Aussi veut-il que l'on cherche « dans le choix du milieu et des aliments offerts à l'organisme, dans la direction donnée à ses actes, un préventif contre les maladies aiguës ou accidentelles, un modificateur de ces innéités morbides qui contiennent en germe presque toutes les maladies chroniques ou constitutionnelles. »

PROPRIÉTÉS

DES EAUX DE VICHY

—

Pour se rendre compte de l'action complète des eaux de Vichy, il faudrait d'abord connaître tous les éléments qui les constituent, et ensuite rechercher leur influence sur l'économie. En l'état actuel de la science, il serait complétement impossible de déterminer exactement le rôle de chacune de ces substances. Nous ne savons pas quelles sont les réactions ultimes, les transformations définitives de tous ces composants.

La chimie nous facilite certainement la compréhension de quelques phénomènes physiologiques ; elle peut nous servir de fil conducteur pour nous reconnaître dans le dédale des modifications matérielles et connexes de la matière vivante, mais elle ne saurait nous dévoiler complétement le secret de la vie : il se trouve bien plutôt dans les révélations quotidiennes de la clinique, dans l'interprétation des faits, accumulés en suffisante quantité pour commander la conviction.

C'est un procédé anti-médical que de vouloir, d'après une simple analyse chimique, conclure aux propriétés thérapeutiques d'une eau minérale. Ce système aurait pour résultat de rendre nulle et non avenue l'observation médicale proprement dite et d'annihiler l'expérience des siècles. Il serait du reste complétement infidèle, puisque nos eaux contiennent certainement des principes, organiques ou autres, dont l'analyse n'a pu révéler l'existence.

Certains phénomènes produits par les eaux échappent invinciblement à l'explication, et il en sera probablement toujours ainsi, malgré les progrès que l'avenir nous tient en réserve.

***

Après tout, comme on l'a fait remarquer, la solution de ce problème : Comment agissent les eaux de Vichy ? n'est nullement exigée en médecine. Car, chose remarquable, les médicaments dont l'effet est le plus constant, le plus certain, sont précisément ceux dont le mode d'action est en même temps le plus obscur, le plus incompréhensible. Exemples : Le quinquina, l'opium, le mercure, le vaccin et tous les autres spécifiques. Nous ne voudrions donc pas conclure de l'expérience du laboratoire à l'affirmation physiologique, de l'expérience physiologique chez l'animal à l'application thérapeutique chez l'homme ; mais il y a certaines données qui appellent l'attention de l'observateur et que nous n'avons pas cru devoir passer sous silence.

*
* *

On a recherché isolément les effets du bicarbonate de soude, du fer et de l'arsenic sur l'organisme. Ces principes prédominent dans les eaux de Vichy. Sans oublier, je.le répète, qu'on ne peut pas considérer les eaux alcalines comme un simple mélange de matières minérales, il est cependant intéressant de voir si l'expérience se trouve d'accord avec la clinique. Le bicarbonate de soude a toujours été le point de mire, la base de toutes les discussions, depuis l'invention de la fameuse cachexie alcaline jusqu'aux récentes déclarations de M. Gubler. Le professeur de thérapeutique de la faculté affirme carrément l'action déglobulisante du bicarbonate de soude ; M. Clément (Th. Paris, 1874, *Traitement de la gravelle urique*) a constaté, à l'aide du compte-globules Malassez, la diminution des

globules rouges et blancs à la suite de l'ingestion de 8 grammes de bicarbonate de soude
par jour ; il a sensiblement observé les mêmes
phénomènes qui avaient été signalés par
MM. Rabuteau et Constant, sauf la présence
des symptômes d'appauvrissements, de dénutrition générale.

* *

A côté de ces recherches, il faut citer les
expériences de M. Zénon Pupier (*Action des
Eaux de Vichy sur la composition du sang*,
1875). Avec le même appareil de Malassez,
il a toujours constaté une augmentation du
nombre des globules rouges, tendance à
l'élévation du poids, de la température, après
l'administration des eaux de Vichy. Pour lui,
la régression sanguine résulte de l'éveil provoqué d'un processus morbide apparent ou
larvé ; les alcalins interviennent comme
stimulants de l'activité circulatoire, et préci-
pitent l'évolution pathologique. Or, toute
maladie interstitielle aboutit à la déglobulisa-
tion, à l'hydrémie. Par conséquent, les eaux
alcalines ne sauraient être directement incri-
minées.

D'autre part, tous les médecins de Vichy
affirment aujourd'hui que la nutrition géné-

rale est avantageusement modifiée par une cure thermale, qui ne comporte pas de contre-indication.

Où se trouve donc la vérité ? Faut-il mettre en doute les expériences qui ont été faites et considérer comme intéressées et mensongères les déclarations des hommes honorables qui exercent à Vichy?

Je crois qu'il est facile de tout concilier :

Les premiers expérimentateurs n'ont eu à observer que les effets du bicarbonate de soude, et ils l'ont administré à assez forte dose; les seconds, tout en ayant donné le bicarbonate de soude à dose moindre, soit une moyenne de 5 grammes par litre d'eau et par jour, ont eu à tenir compte des autres composants qui entrent dans les eaux de Vichy. Le fer et l'arsenic, pour ne citer que ces deux principes, contrebalancent nécessairement l'action altérante du sel alcalin. Ajoutez à cela une amélioration nutritive très-notable, une activité plus grande de la muqueuse stomacale, une assimiliation plus rapide et plus complète, une stimulation profonde et palpable de toutes les fonctions, se traduisant par un bien-être universel, et la confiance fera rapidement place à la crainte.

**

Un fait capital ressort de ce qui précède :
c'est la nécessité des petites doses d'eau de
Vichy. Nous les avons déjà préconisées et la
pratique thermale tend, de plus en plus, à
confirmer ce mode thérapeutique.

**

Nous avons parlé ailleurs des effets et des
applications du fer ; nous n'y insisterons donc
point, mais nous tenons à signaler les effets
physiologiques de l'arséniate de soude, qui se
rencontre à la dose de o gr. oo2 à o gr. oo3
par litre dans les eaux de Vichy.

Ce sont les sources *Mesdames, Lardy* et
la nouvelle source des *Célestins* qui contiennent les plus fortes proportions d'arséniate de
soude.

Nous avons dit arséniate de soude, quoi-
qu'il ne soit pas bien sûr que l'arsenic s'y
rencontre sous cette forme ; mais ce qu'il y
a de sûr, c'est que le sel arsenical contenu
dans les eaux de Vichy, quelle que soit sa
nature, et probablement à cause de sa dilution, est parfaitement toléré.

**

Les personnes étrangères à la médecine

mettent en doute l'efficacité arsénicale des eaux de Vichy, parce que chaque litre ne représente que deux ou trois milligrammes de l'agent médicamenteux.

Mais ce médicament veut être administré à dose très-faible pour être toléré. De la sorte, il ne produit que de bons effets, augmentation de la soif, de l'appétit, de la sécrétion salivaire, et il ne provoque aucun des inconvénients qui résultent d'un usage excessif ou trop prolongé, révolte de l'estomac, nausées, vomissements, évacuations alvines, etc.

C'est qu'en effet l'action curative de l'arsenic se continue ; ses effets s'accumulent par la lenteur de son élimination.

Par suite de l'action modératrice de l'agent arsenical sur la nutrition, on constate :

1° *Un certain degré d'embonpoint* : les substances hydrocarbonées, n'étant pas brûlées complétement, s'accumulent à l'état de graisse dans le tissu conjonctif;

2° *Une plus grande résistance à la fatigue* : l'arsenic diminuant les combustions, le muscle *respire moins,* devient plus lentement acide et peut de la sorte travailler plus longtemps ;

3° *Une facilité plus grande de la respiration* : les dilatateurs de la poitrine participent à la diminution de fatigue des autres muscles et fonctionnent mieux ;

4° *La fraîcheur du visage :* la coloration plus rosée des téguments est la conséquence naturelle de la coloration plus rouge du sang.

* *

L'arsenic vient donc seconder très-heureusement l'action principale des eaux. Comme il se localise dans divers parenchymes, notamment dans le foie et la rate, il intervient d'une façon très-profitable pour faire disparaître les désordres qui accompagent les fièvres intermittentes. Sous l'influence du traitement thermal (à la fois alcalin, ferrugineux et arsenical) secondé par une alimentation réparatrice, la rate diminue de volume, les intumescences du foie disparaissent, l'organisme revient à l'état normal, les accès s'éloignent et la guérison est souvent complète.

A mesure que l'arsenic est absorbé en plus grande proportion, la quantité de sucre fourni par le foie diminue : son action ne peut donc que donner de bons résultats dans le diabète.

Il agit en outre sur les reins, sur la peau, sur les muqueuses et les glandes, qui sont ses voies naturelles d'élimination.

Ce court aperçu, sur lequel nous ne sau-

rions insister sans éviter les aridités de la chimie et sans sortir de notre cadre, suffira, je
l'espère, pour donner une idée de l'importance
de cet élément, dont on ne tient pas assez
compte dans les considérations sur les eaux
de Vichy.

**

Les anciens médecins ont pu considérer les
eaux de Vichy comme laxatives, à une époque où les prouesses, les excès de boisson
étaient en honneur, mais aujourd'hui qu'il
est d'usage de s'en tenir aux petites doses,
on remarque que les déjections alimentaires
sont, au contraire, généralement plus plastiques. Le début du traitement peut même être
marqué par une constipation fort opiniâtre et
fort pénible. Il sera bon, dans ces cas, de
faire intervenir, dans l'alimentation, des aliments laxatifs, tels que des pruneaux ; on
pourra encore prendre 3o à 4o centigrammes
de rhubarbe en poudre dans la première cuil-
lerée de potage, au repas du soir, ou avoir
recours, le matin, à jeun, à une eau purgative,
Pullna ou Sedlitz, un verre chaque fois.
Quelques-uns de nos confrères ne craignent
pas de mêler des potions laxatives à l'eau de
Vichy ; nous aimons mieux, pour notre

compte, administrer chaque chose séparément.

* *

On ne saurait attribuer à l'action des eaux de Vichy les désordres intestinaux qui sont liés à certaines influences météréologiques, telles que les orages, ou bien aux constitutions diarrhéiques qui régnent souvent à l'époque des grandes chaleurs.

* *

On a cherché à formuler la spécialité d'action de diverses sources, en disant que la *Grande-Grille* s'administre dans les affections digestives, les engorgements du foie et de la rate, les obstructions viscérales, les calculs biliaires ; que la source de l'*Hôpital* est indiquée dans des cas analogues ; mais que, moins excitante, elle convient mieux aux personnes délicates et nerveuses et rend des services dans les métrites chroniques, les tumeurs des ovaires, etc.; que le *Puits-Chomel* se prescrit dans le catharre pulmonaire, la dyspepsie nerveuse, l'impressionnabilité morbide des bronches ; que les *Célestins* sont salutaires dans les maladies des reins et de la vessie, la gravelle, les calculs, le diabète ; que

la source *d'Hauterive* répond à des indications analogues ; que les sources *Lardy* et
Mesdames, en raison de leurs principes ferrugineux, conviennent dans l'appauvrissement
du sang, la chlorose et ses complications, les
convalescences difficiles, etc. Toutes ces distinctions ont aussi peu d'importance qu'elles
sont peu fondées ; en dehors de la température et des idiosyncrasies, on peut dire que
les appropriations distinctes, auxquelles le
public tient tant, sont plutôt apparentes que
réelles.

C'est si vrai que certains dyspeptiques ne
supportent pas l'eau de l'*Hôpital,* et digèrent
à merveille celle de la *Grande-Grille,* qui est
pourtant plus excitante. Certaines gravelles
subissent des recrudescences douloureuses et
inflammatoires sous l'influence des *Célestins,*
et l'on évite ces accidents par l'usage des
autres sources, etc.

* *

La grande question est donc d'arriver à la
tolérance ; ce serait agir à la légère et s'exposer à de cruelles déceptions, que de vouloir
assigner la même source à tous les malades,
dans les mêmes affections. La thérapeutique
en général, la thérapeutique minérale en

particulier, serait trop facile, si chaque
maladie avait son casier et son traitement
parfaitement défini d'avance. Il suffirait alors
de plonger dans le sac aux recettes, et le premier venu n'aurait qu'à tendre la main pour
acheter de la santé. Malheureusement, les
choses ne se passent pas ainsi, et le savoir ne
suffit pas toujours pour reconnaître les sus-
ceptibilités particulières et déjouer les complications qui peuvent en être la suite.

*
* *

A mesure que nous étudierons les maladies
traitées à Vichy, nous chercherons à démêler
le mode d'action des eaux, dans chacune de
ces affections, mais nous pouvons dire, dès à
présent, qu'elles s'approprient exceptionnellement à différents états morbides de l'appareil
biliaire ; elles tendent à régulariser les sécrétions vicieuses ou insuffisantes de la glande
hépatique, à rendre à la bile ses qualités normales.

La lithiase biliaire est toujours heureusement et rapidement modifiée ; une seule cure
peut suffire pour prévenir les horribles crises
qui en sont la manifestation principale. Les
sécrétions reprennent leurs cours, et les sens,

devenus plus actifs, plus vivants, annoncent le retour à la santé et la réalisation du rêve caressé !

*
* *

Les eaux de Vichy ont été employées avec plus ou moins de succès dans un certain nombre d'affections cutanées de cause interne ou consécutive aux maladies que l'on traite habituellement à Vichy.

M. Durand-Fardel a remarqué que Vichy est parfaitement toléré par les eczémas des diabétiques, quelque douloureux et aigus qu'ils se présentent en apparence. *(Les Eaux minérales et les Maladies chroniques*, 1874, p. 170.)

Dans l'ouvrage qu'il a fait en collaboration avec M. Diday *(Thérapeutique des maladies vénériennes et des maladies cutanées*, 1876), M. Doyon pense que, vraisemblablement, ce qui se passe ainsi avec le diabète se reproduirait, en définitive, dans les affections cutanées liées à la goutte, à la gravelle (1), à la dyspepsie ou à des dyscrasies tributaires de la médication alcaline.

(1) J'ai observé, pour mon compte, un cas de guérison complète d'eczéma ayant évolué en même temps qu'une gravelle urique. Cet eczéma était assymétrique, situé sur un des côtés du tronc et constitué par de petites pla-

« Par l'usage interne des eaux, uni aux bains et aux douches, on a prise, ajoute-t-il, (p. 870) sur l'état constitutionnel ; on ramène les fonctions d'assimilation à des conditions normales, et les manifestations du côté du tégument externe rétrocédent d'autant mieux dans cet accord curatif. »

Cependant, il estime que les eaux de Vichy et de Vals sont trop minéralisées pour réclamer les maladies de la peau sur une grande échelle.

*
* *

Voici, du reste, dans quelles circonstances les alcalins seront utiles.

L'intertrigo qui s'observe chez les diabétiques et chez les goutteux, et qu'il faut rattacher plutôt à la cause générale qu'à une irritation purement locale, sera modifiée par les eaux de Vichy. Les applications locales seraient insuffisantes souvent pour combattre cet érythème, si l'on n'adjoignait pas au traitement topique une médication générale.

---

ques nummulaires bien circonscrites, dont les dimensions approchaient d'une pièce de cinq francs. Au bout de trois semaines de traitement à Vichy, en juillet 1875, le malade était guéri. Le mois d'août n'a pas réveillé l'éruption, et, depuis, elle est restée insensible aux influences saisonnières : La cure est actuellement complète.

*
* *

Si *l'urticaire* est une manifestation de
l'arthritis, comme cela a lieu dans certains
cas, d'après M. Bazin, ou si cet exanthème
paraît lié à une irritation des premières voies,
à une dyspepsie, il est clair qu'en employant
les moyens appropriés contre l'affection digestive, on combattra du même coup ses manifestations cutanées.

*
* *

Nous avons dit un mot, plus haut, de l'eczéma ; ajoutons que cette maladie étant fréquemment liée à des troubles des fonctions
digestives, les préparations alcalines, en mo-
difiant l'état des premières voies, agissent sur
les manifestations eczémateuses, en faisant
cesser la gastralgie ou la dyspepsie qui contribuent à entretenir la fluxion cutanée.

L'arséniate de soude contenu dans les eaux
de Vichy joue incontestablement un rôle considérable dans le traitement de l'eczéma ;
cette action est évidente lorsque l'eczéma a
passé de la forme sécrétante à la période qui
rappelle les affections squameuses. Pour admettre cette influence, il n'est pas nécessaire

de parler de spécificité ou de considérer l'eczéma comme une des manifestations de la
diathèse dartreuse : il suffit d'invoquer l'action de l'arsenic sur la nutrition générale et
notamment sur celle de la peau.

*
**

L'herpès successif et chronique ou *hydroa
arthritique* de M. Bazin est justiciable à des
titres divers, et selon ses trois formes, des
eaux de Vichy : les bains alcalins seront utiles dans l'*hydroa vésiculeux* et dans l'*hydroa
vacciniforme ;* le traitement interne devra
seul être employé dans l'*hydroa bulleux*, les
bains pouvant entraîner la rupture des bulles
ou provoquer de nouvelles poussées.

*
**

Dans nombre de cas, on trouve le diabète
ou la dyspepsie comme origine des éruptions
de furoncle : les eaux de Vichy, en combattant l'affection principale, la cause prédisposante, feront aussi disparaître les manifestations secondaires.

Le furoncle et l'anthrax sont des affections
de même nature, qui ne diffèrent que par leur
intensité. Ce que nous venons de dire du fu-

roncle peut donc s'appliquer à l'anthrax co-
existant avec l'albuminuerie ou le diabète,
tout en laissant à la chirurgie la part prédo-
minante qui lui revient.

**

Le traitement alcalin a été préconisé par
M. Bazin contre le lichen, d'origine arthritique, dont cet auteur admet trois variétés :
lichen circonscrit, lichen pilaris, lichen livi-
dus. Les eaux de Vichy seront employées
avec avantage, surtout si le malade est dyspeptique, rhumatisant ou goutteux.

Les bains alcalins sont souvent très-utiles
contre le lichen simple et le lichen diffus.

**

Les eaux de Vichy, prises aux repas, ou
appliquées en bains, en lotions, rendront des
services dans le pityriasis chronique arthritique. Du reste, tous les modificateurs de la
vitalité du tégument externe pourront être
utilisés en pareil cas. L'action légèrement
excitante du bain alcalin devra être mise à
profit.

**

Le bicarbonate de soude a été employé,

soit seul, soit avec l'arséniate de soude (Mauriac), dans le traitement du psoriasis ; mais, comme chez un certain nombre de malades on ne trouve aucune cause générale pouvant expliquer la persistance des lésions, il est bien difficile d'instituer une médication rationnelle ayant pour objectif un état morbide préexistant.

*
* *

Les lotions alcalines peuvent modifier l'acné ; mais le traitement interne lui-même rendra des services, si l'irritation folliculeuse paraît être sous la dépendance de troubles des voies digestives ou des fonctions menstruelles.

*
* *

Tous les médecins qui exercent à Vichy ont accidentellement observé la guérison de la plupart de ces maladies tégumentaires. Le nombre des cures serait encore plus grand, si la notoriété de nos sources était mieux établie à ce point de vue.

Il est regrettable que les faits isolés n'aient pas été publiés ; on aurait dès à présent une base sérieuse de critérium.

*
* *

Je me propose de saisir avec empressement toutes les occasions qui se présenteront d'éclairer la question ; mais le concours de toutes les bonnes volontés devient nécessaire, et ce n'est qu'en concentrant les éléments du problème, qu'en accumulant les observations, que la vérité pourra triompher victorieusement de l'ignorance et des préventions !

MALADIES
TRAITÉES A VICHY

J'ai tenu à restreindre autant que possible, pour les raisons données au commencement de ce livre, le cadre morbide des affections chroniques, traitées à Vichy. On ne saurait trop le répéter, la médication alcaline ne convient qu'à un petit nombre de malades ; ce serait la déprécier que de vouloir en étendre l'emploi outre mesure et en dehors de données bien prudentes et bien justifiées.

Nous allons décrire chacun des cas qui relèvent du traitement alcalin, dans l'ordre suivant :

1º Affections du tube digestif et de ses annexes, le foie et la rate ;

2º Maladies constitutionnelles et diathésiques : diabète, goutte, chlorose.

3º Maladies des voies génito-urinaires : néphrite parenchymateuse et interstitielle ; lithiase urinaire et coliques néphrétiques ; maladies de l'utérus et métrite chronique en particulier.

I

AFFECTIONS DU TUBE DIGESTIF
ET DE SES ANNEXES

Dyspepsie flatulente, acide, gastralgie, dyspepsie intestinale, hépatite chronique, congestion du foie; calculs biliaires, coliques hépatiques. Engorgements, hypertrophie de la rate.

DE LA DYSPEPSIE

Notre existence, au dire du docteur Gros, est liée d'une façon tellement intime à celle de notre estomac, que ce que nous sommes, c'est en grande partie par lui que nous le sommes : « c'est lui qui, bien souvent, nous rend chétifs, malingres, tristes, moroses, mélancoliques, ou bien, au contraire, gais, affables, de bonne humeur, pleins de vigueur et de santé. Nous sommes, dès le moment de notre naissance, ses esclaves les plus humbles et les plus soumis; c'est un tyran qui ne badine pas ! il a parfois des fantaisies extravagantes, des caprices insensés, et il nous commande, sans que nous puissions nous soustraire à ses ordres ! »

Qui ne sait que cette boutade enjouée est pourtant l'expression de la vérité ? — Notre estomac est là pour nous rappeler continuellement à la triste réalité, pour établir un rapprochement entre le roi des animaux et les êtres inférieurs, dont il s'est proclamé le maître. « Ah ! misère de l'espèce, est-on tenté de s'écrier avec Jean de Rieux, dans le duc Job..., cœur gros et estomac vide : c'est encore celui-ci qui criera le plus fort !

*
* *

Le mot dyspepsie n'est qu'un terme provisoire qui sert à exprimer un état pathologique des fonctions digestives, ayant sa racine dans les profondeurs de l'organisme. Toute perversion digestive non accidentelle comme l'indigestion, et *ressentie* par le malade qui accuse des sensations incommodes, rentre dans le cadre des affections dyspeptiques. Cette définition sépare ainsi la dyspepsie des maladies organiques, dans lesquelles les malades se nourrissent amplement, n'éprouvent aucun malaise et maigrissent cependant.

Pour M. Lasségue (*Introduction du traité des maladies de l'estomac*, de M. Brinton, traduit par A. Riant, 1870), le propre des dyspepsies est de préparer des affections multiples, soit qu'elles en dénoncent seulement la venue, soit, comme il est plus probable, que les perversions de la digestion aient un rôle plus élevé. Il n'admet pas que la dyspepsie prémonitoire du diabète ou de la gravelle soit un simple hasard, et suppose plus volontiers qu'elle accompagne les débuts d'une transformation profonde : « Il suffit, ajoute-t-il, (p. 47) d'étudier, à l'aide d'une minutieuse anamnèse, la biographie pathologique des malades atteints de lithiase hépatique ou néphrétique, de goutte et de glycosurie, pour voir combien longue a été la période d'incubation et quelle place y ont occupé les troubles digestifs, dont le malade lui-même avait conscience ».

On a voulu considérer les dyspepsies comme des états morbides plus semblables aux névroses qu'à tout autre type. Comme dans les névroses, en effet, il existe un trouble fonctionnel, sans lésion sensible dans la structure des parties, ni agent matériel apte à la produire. Les dyspepsies comme les névroses, ont pour caractère d'être de longue durée, apyrétiques, d'offrir un appareil de symptômes graves en apparence et d'être cependant peu dangereuses d'ordinaire.

Cette manière d'envisager la dyspepsie,

quelque séduisante qu'elle soit, est un peu
étroite ; en ne faisant intervenir qu'un seul
élément dans la pathogénie des troubles morbides qui caractérisent cette affection, on ne
se rend pas un compte satisfaisant de tous les
faits. Les troubles d'une fonction aussi compliquée que celle de la digestion et à l'accomplissement de laquelle concourent un si grand
nombre d'éléments anatomiques, ne sauraient
reconnaître une origine toujours identique et
être constamment subordonnés à la même
cause prochaine.

En attendant donc que l'avenir déjà surchargé d'engagements, ait jeté un nouveau
jour sur la question, nous remplacerons les
interprétations, par la constatation des faits,
et les symptômes observés seront seuls mis
en cause pour établir des distinctions noso-
logiques entre les différents types de la dyspepsie.

* *

La dyspepsie, quelle que soit sa forme,
constitue moins une espèce pathologique qu'un
symptôme commun à un grand nombre de
malades.

Elle peut dériver, par sympathie, de l'état

morbide d'un organe éloigné ; elle relève plus particulièrement des affections qui sont elles-mêmes tributaires des eaux de Vichy.

C'est ainsi que la coexistence de la dyspepsie et de troubles de l'appareil ovaro-utérin est un fait à peu près constant. Même corrélation entre la dyspepsie et les maladies du rein, à une période avancée surtout : la présence de l'urée ou des produits de sa décomposition dans le sang, entraîne, comme on sait, de nombreuses perturbations de la fonction digestive.

Le diabète confirmé a des symptômes trop caractéristiques pour qu'on puisse se tromper sur la nature des troubles digestifs qui l'accompagnent.

Sans vouloir supposer que toute dyspepsie se montrant chez un goutteux doive nécessairement dépendre de la diathèse, nous sommes cependant autorisé à considérer comme de nature arthritique, la plupart des désordres stomacaux qui surviennent en pareil cas.

Dans la chlorose et l'anémie, tout le cortège des symptômes dyspeptiques marche de front avec la diminution du chiffre des globules rouges du sang. Que la dyspepsie soit primitive ou qu'elle provienne secondairement de l'anémie et des causes qui engendrent cette dernière maladie, il n'en est pas moins vrai que ces affections réagissent mutuellement l'une sur l'autre.

Toutes les maladies du foie, depuis l'affection calculeuse jusqu'à la cirrhose, retentissent plus ou moins directement sur le tube digestif.

*
**

Toute perturbation nerveuse (les mouvements et les sécrétions de l'estomac étant sous l'empire direct des nerfs pneumo-gastriques) peut affaiblir ou exalter la sensibilité et le fonctionnement du tube digestif, déterminer des spasmes ou des contractions anormales dans sa tunique musculaire, arrêter, d'une manière plus ou moins complète, le cours régulier du travail digestif. Ainsi agissent les émotions vives, les commotions violentes, les impressions subites.

Les chagrins prolongés, les fatigues intellectuelles, les contrariétés souvent répétées ont une action analogue aux influences précédentes, seulement ces causes exercent une action lente et continue, les effets ne se développent qu'à la longue, d'une manière progressive et beaucoup moins sensible.

La vie sédentaire, lorsqu'elle s'accompagne d'un excès de travail intellectuel, dans un milieu vicié surtout, ne contenant qu'un air insuffisant et impur, entraîne nécessairement la dyspepsie. Le mal tient alors à la désassimilation imparfaite, à la combustion incomplète qui se produit dans nos tissus, dès que les forces musculaires cessent d'agir.

* * *

Les causes que nous venons d'énumérer seraient peut-être impuissantes à amener de graves désordres, si l'alimentation était parfaitement surveillée dans sa quantité et dans sa qualité. Aussi, attribuerons-nous aux erreurs de régime, la plus grosse part dans la production de la dyspepsie.

« L'homme livré aux travaux de l'esprit, souffrirait bien moins, nous dit le traducteur de Brinton (p. 406), s'il ne chargeait pas trop son estomac, si sa nourriture était moins substantielle, ses aliments mieux cuits et la mastication plus parfaite ; s'il prenait des boissons moins stimulantes ; si ses repas étaient moins rapprochés et pris avec moins de précipitation. Les personnes sédentaires éviteraient également les accidents dont elles se plaignent, si elles proportionnaient leur alimentation aux exigences très-minimes de l'estomac, dans un pareil genre de vie, etc. »

Abstraction faite des matières ingérées, les dyspepsies ne sont certainement dans nombre des cas que la conséquence ou le complément d'un trouble intestinal primitif : l'intestin est bien plus irritable que l'estomac, et cependant la pathologie intestinale n'est qu'ébauchée et rarement mise en cause.

Toute lésion, toute mutilation ayant son siége dans un point du canal alimentaire, peut devenir un élément de trouble, une cause de désordre pour ses importantes fonctions.

L'altération de quantité ou de qualité des fluides sécrétés par l'estomac ou l'intestin, l'atonie des tuniques, les troubles de la circulation, de l'innervation (soit par défaut, soit par excès d'action), les lésions des sécrétions pancréatique, biliaire, intestinale, peuvent en fin de compte, engendrer la dyspepsie.

Elle peut encore dériver de l'abus des condiments de toute nature, qui, à la la longue, détruisent l'excitabilité du tube digestif, de la distension exagérée et fréquente de l'estomac, comme cela arrive chez les grands buveurs et chez les gros mangeurs. Il en résulte un état asthénique, une véritable diminution de la tonicité musculaire. Il y a un relâchement

consécutif, et l'estomac ne se contracte plus,
ou, se contractant d'une manière insuffisante,
la sécrétion stomacale est diminuée. Il advient
alors ce qui a lieu pour les muscles de la
paroi abdominale, qui ont été trop distendus,
ou bien encore l'estomac finit en quelque
sorte par se paralyser, comme la vessie, sous
l'influence d'une rétention d'urine trop longtemps prolongée.

Il est bien évident que dans ce cas, — di-
sons-le tout de suite, pour ne pas avoir à y
revenir, — le premier remède à opposer au
mal sera de soustraire à leurs mauvaises habitudes, ceux qui se sentent les dents trop
longues et l'estomac trop creux, et de leur
imposer une diététique plus rationnelle.

En thèse générale, la quantité d'aliments
doit être subordonnée au degré de la force
digestive de chaque malade et nullement à
son appétit.

*
* *

Après ces considérations générales, nous
allons nous occuper des trois principales variétés de dyspepsie qui se présentent avec des
caractères un peu tranchés : la dyspepsie
flatulente, la dyspepsie acide et la dyspepsie
d'origine nerveuse ou gastralgie.

DYSPEPSIE FLATULENTE

La dyspepsie flatulente est caractérisée par une production excessive de gaz dans l'estomac, dans l'intestin, soit pendant le travail digestif, soit dans l'intervalle des repas, alors que l'estomac est vide.

La présence d'une certaine quantité de gaz dans l'intestin n'est pas un fait morbide. Ces gaz sont nécessaires à l'acheminement des matières et servent aussi probablement à égaliser la pression développée par les parois musculaires. Mais dans le cas présent, leur production est exagérée. Cette accumulation insolite de gaz entraîne de la gêne respiratoire, de l'anxiété. Dans les cas graves, la dyspnée est extrême; elle peut occasionner des défaillances et des lipothymies. Les malades sont oppressés et ils ne peuvent expulser qu'avec de grands efforts les gaz qui les suffoquent.

Une pareille maladie, cela se comprend, rend la vie de société très-pénible, lorsqu'elle n'oblige pas les patients à la déserter complètement.

La pneumatose s'observe quelquefois chez les buveurs, chez les gourmands, qui font des excès habituels et plus souvent encore lorsque

l'orifice pylorique ou le duodénum sont ré-
trécis par des dégénérescences ou des cica-
trices. Elle est due, dans certains cas, à un
défaut de force tonique des intestins, comme
cela se voit chez les convalescents et chez les
personnes oisives ou inactives.

Tous les états morbides qui exercent une
action débilitante sur l'innervation abdominale
peuvent entraîner du météorisme : l'influence
du système nerveux ganglionnaire et peut-
être du pneumo-gastrique est assurément
obscure ; mais son intervention probable rend
compte de bien des phénomènes, dont il serait
difficile sans cela, d'avoir l'explication.

*
* *

Le traitement suivi à Vichy a pour but :

1° D'éviter ou d'écarter les causes de la
maladie ;

2° D'adoucir ou de dissiper les symptômes
les plus incommodes ;

3° De remédier à l'état morbide lui-même.

La première partie du programme est en
général remplie par le séjour des malades
aux eaux : là, ils échappent aux tracas de la
vie, aux exigences sociales, aux fatigues, aux
préoccupations de toute sorte ; ils goûtent un
repos bienfaisant et *se plient surtout plus*

volontiers aux nécessités d'un régime qui aide puissamment à l'efficacité de la médication alcaline.

Nous veillons avec un soin jaloux à ce que le malade n'ingère pas une quantité de nourriture en disproportion avec les sucs digestifs qu'il secrète normalement, attendu que les excès de table traînent mécaniquement la flatulence à leur suite, comme nous l'avons déjà dit, et peuvent l'occasionner d'emblée, par le fait de digestions incomplètes, de fermentations partielles.

La qualité de l'aliment qui, en vertu d'une putréfaction actuelle ou naissante, peut favoriser le ballonnement, attire aussi tout particulièrement notre attention.

Les mets grossiers sont rigoureusement défendus ; la plupart des végétaux, les féculents, les pâtisseries, les liquides acides ou fermentescibles, le cidre, le poiré, la bière, les vins mousseux, les boissons sucrées, etc., sont également interdits.

Le régime azoté et l'usage d'un vin généreux, chargé en tannin, font la base de l'alimentation. Nous recommandons aux malades de soumettre les aliments à une mastication prolongée, de renoncer à leurs habitudes de vie sédentaire et de concentration intellec-

tuelle. L'exercice est d'autant plus salutaire
que l'inaction corporelle est une des causes
les mieux établies de dyspepsie flatulente.

* *

Les deux autres indications du programme
tracé plus haut relèvent du traitement alcalin
proprement dit et de quelques médicaments
appropriés aux symptômes : la source de
l'*Hôpital*, qui est considérée comme un spécifique des affections gastriques et intestinales,
a pour résultat, dans le cas qui nous occupe,
de relever le ton de l'estomac, de favoriser
les contractions de sa tunique musculaire, de
remédier à la lenteur du travail digestif, à
l'insuffisance sécrétoire des sucs gastro-intes-
tinaux. La balnéation et l'hydrothérapie, de
leur côté, régularisent l'action des nerfs qui
président aux fonctions gastriques.

La guérison n'est pas toujours la règle; le
mal se montre parfois rebelle ou ne s'amende
que fort peu, malgré l'adjonction des amers,
des carminatifs et des poudres absorbantes,
mais ces résultats négatifs sont heureusement
rares. J'ai cru devoir les signaler pour démontrer une fois de plus qu'il n'y a pas de
panacées ni de remèdes infaillibles.

DYSPEPSIE ACIDE

Cette affection est caractérisée par la production en quantité exagérée des acides de l'estomac. A peine les malades viennent-ils de manger, qu'ils ont des renvois aigres ; après leur repas, ils rendent quelquefois des matières acides en plus ou moins grande quantité.

On réserve le nom d'*aigreurs* à l'expression la plus atténuée de cette espèce de dyspepsie.

Dans le *pirosis,* il y a de plus une vive sensation de cuisson, partant de la région épigastrique et s'étendant jusqu'au pharynx.

Cette production exagérée des acides serait due, d'après quelques auteurs, M. Gubler entr'autres, à des phénomènes chimiques, à une fermentation occasionnée par des mucédinées, des néocytes, et n'aurait nullement lieu en vertu d'un effort sécrétoire de l'organisme. La fermentation serait ultérieure à la sécrétion, et celle-ci s'accomplirait irrégulièrement.

Pour quelques autres, la dyspepsie acide tiendrait à l'insuffisance des lactates de soude et de magnésie qui sont assez répandus dans l'organisme (Pétrequin).

Lorsque cette dyspepsie s'invétère, tout est acide jusqu'à l'haleine : des aphthes se forment, les gencives se boursouflent, les dents s'érodent circulairement à leur collet, sous l'influence du topique irritant qui les baigne.

La formation de principes âcres en excès produit l'hypérémie de la muqueuse stomacale : cette membrane, excoriée par places, est d'une sensibilité d'autant plus grande que l'épithelium absent laisse sans protection des surfaces plus irritables.

Des végétaux cryptogamiques se produisent alors ; on les a surtout bien étudiés à l'entrée du tube digestif : l'enduit saburral de la langue, les débris épithéliaux et le liquide mixte de la bouche renferment toujours des spores plus ou moins nombreuses et même quelques filaments isolés d'*oïdium albicans* (Ch. Robin). Ces produits, une fois formés, entraînent un accroissement d'intensité dans les phénomènes inflammatoires dont la muqueuse est le siége, agissant ainsi comme cause, après avoir été simplement un effet.

Ces faits coïncident toujours avec une certaine paresse stomacale, qui laisse le champ libre aux fermentations spontanées, et ils sont en rapport avec la quantité et la qualité des substances alimentaires ingérées.

C'est ainsi, comme le fait remarquer le le professeur Gubler *(Dict. encyclopédique des sciences médicales)*, que les matières amylacées ou sucrées, telles que les fécules, les gommes, les légumes farineux, le sucre de canne ou de betterave et la glycose, se transforment en acide acétique, ou plutôt en acide lactique, puisqu'il y a toujours une certaine porportion d'un corps gras en présence. Le vin, les boissons fermentées et les alcooliques se métamorphosent en acide acétique. Les matières grasses, comme l'axonge, le beurre, l'huile, etc., rancissent tout-à-coup et donnent naissance à des produits âcres et volatils. Les sucres et les matières glycogènes elles-mêmes, subissent cette dégénérescence, en passant par la fermentation butyrique.

*
* *

Notre premier devoir est donc de proscrire toutes les substances que nous venons d'énumérer et de prévenir l'acescence gastrique, en régularisant le travail des fonctions digestives. L'eau de Vichy parvient à modifier les procédés ultérieurs de la digestion, moins en neutralisant les acides sur place, qu'en

imprimant à l'économie une modalité particulière, en vertu de laquelle les sécrétions ont
cessé d'être trop acides. Cela est surtout vrai
pour les dyspepsies de nature arthritique,
pour les dyspepsies symptômatiques d'une
diathèse, susceptible d'être elle-même amé-
liorée par l'usage des alcalins.

On ne saurait mettre en doute l'action locale
des eaux de Vichy ; mais nous pensons qu'elles
agissent d'abord en s'attaquant à la cause pa-
thogénique.

Les succès obtenus sont parfois vraiment
surprenants et justifient de tous points l'empressement des intéressés.

GASTRALGIE

Les synonimes donnés à cette affection, colique d'estomac, crampe d'estomac, etc.,
servent à désigner la douleur vive, exacerbante,
avec malaise et anxiété, qui fait le fond de
cette espèce de dyspepsie. Rien de variable,
du reste, comme la forme que prend cette
douleur : — elle est lancinante et dilacérante
chez les uns, brûlante chez les autres ; quelques malades la comparent à une morsure,
à d'autres, il semble que l'estomac, distendu

de plus en plus, va éclater ; ou bien, c'est un sentiment de pression, de constriction, comme si une main de fer ou un étau tendait à appliquer l'épigastre contre la colonne vertébrale.

Les crises gastralgiques peuvent se renouveler à des époques plus ou moins rapprochées et très-variables, survenir quand le malade est à jeun ou au contraire, et c'est le cas le plus fréquent, naître et s'exaspérer par l'ingestion des aliments.

Jamais l'appétit n'est complètement aboli ; mais beaucoup de malades ne peuvent manger qu'à la condition d'assaisonner fortement les aliments : le vinaigre, les épices, jouent un rôle considérable dans leur alimentation.

D'autres ont un appétit bizarre et capricieux ; ils se mettent à table avec un appétit assez vif, qu'ils perdent tout-à-coup, ayant à peine commencé de manger. En général, il y a du dégoût pour la viande ; les aliments frais et sapides sont au contraire recherchés.

L'appétit peut être dépravé ou perverti et c'est ce qui arrive surtout chez quelques chlorotiques. Le goût exclusif de certains aliments et l'horreur de certains autres, avec des alternatives bizarres, sont des signes caractéristiques de la dyspepsie névrosique.

Après le repas, les malades sont lourds, incapables de rien faire, sous le coup d'un sentiment de lassitude extrême. A ce moment, toutes les fonctions sont, pour ainsi dire, entravées et gênées dans leur exercice, comme pour laisser s'accomplir la fonction capitale de la digestion.

* *

Toutes les causes qui épuisent, excitent, ébranlent vivement le système nerveux, unies au défaut d'exercice, donnent lieu aux névroses des voies digestives ; de là leur fréquence chez les femmes, chez les hommes de cabinet, les habitants des villes et ceux qui vivent dans l'aisance et la mollesse.

Un tempérament nerveux poussé à l'excès, une prédisposition souvent héréditaire, l'hystérie, l'hypocondrie, la chlorose, sont autant de causes favorables au développement de cette maladie.

L'usage habituel du café au lait peut ne pas être étranger à ces perversions de l'estomac.

* *

Comment agissent maintenant les eaux de Vichy et à quel moment faut-il les appliquer?

Voici l'opinion de M. Durand-Fardel sur ce sujet (*Lettres médicales sur Vichy*) :

« Il est difficile d'admettre que le traitement thermal possède une action salutaire directe sur des accidents de forme purement névralgique. Ce n'est guère qu'en agissant sur des conditions générales de l'organisme, ou sur certains états organiques ou fonctionnels dont ces accidents névralgiques dépendent, que ceux-ci peuvent rentrer sous l'empire des eaux de Vichy.

« D'un autre côté l'existence actuelle de symptômes névralgiques contre-indique généralement l'usage du traitement thermal, qui manque rarement de les exaspérer.

« Il faut donc deux conditions pour que les eaux de Vichy puissent être employées utilement dans la gastralgie. Il faut, d'une part, que cette gastralgie tienne à des causes organiques ou fonctionnelles qui soient de nature à être effectivement modifiées par ces eaux ; il importe, d'une autre part, que les phénomènes névralgiques n'existent pas actuellement, et ne se trouvent pas ainsi exposés à être exaspérés par le traitement. »

Si nous passons maintenant de la théorie aux faits, nous verrons, pour ne citer qu'un exemple, que lorsqu'il y a complication de chlorose, que la gastralgie soit cause ou effet, on remédie aux accidents dont l'estomac était le siége, en reconstituant le sang.

Les troubles utérins, à leur tour, cédent facilement, dès que les phénomènes de la digestion ont été régularisés, dès que l'estomac a repris son énergie première. Il semble que l'économie est alors plus apte à profiter du traitement local.

Celui-ci ne devra être abordé qu'avec précaution et ménagements. S'il est vrai qu'il y a des malades qu'on fait bien ou mal digérer, en changeant seulement la température de leurs aliments, il est aussi avéré que certains gastralgiques réclament les uns une source chaude, les autres une source froide. Je me suis très-bien trouvé, dans plusieurs circonstances, de remplacer l'*Hôpital* et la *Grande-Grille* par la source *Lardy*, et même par la nouvelle source des *Célestins*. La fraîcheur de cette dernière source, les proportions de gaz carbonique qu'elle contient, expliquent la sensation agréable de soulagement que les malades signalent d'ordinaire. Son usage devra cependant être surveillé et relativement borné.

Comme corollaire à ce qui précède, je rappellerai que la chaleur diminue d'ordinaire

l'appétit, et qu'une migration vers un climat
froid ou tempéré peut, dans certains cas,
constituer la meilleure médication à opposer
à la gastralgie.

Comme la gastralgie coïncide toujours
avec un certain degré d'anémie, il est urgent
de nourrir le malade, de réveiller l'appétit
émoussé. Lorsque les eaux tardent à produire
une sorte d'éréthisme, d'autant plus nécessaire que l'économie a plus besoin de réparer
ses pertes, je cherche à exciter les désirs alimentaires, par l'emploi des apéritifs hygiéniques et médicamenteux. Ces ressources
sont utilisées jusqu'à ce que la sensation
interne qui indique la nécessité de fournir à
la nutrition, ait atteint un degré, en rapport
avec les nécessités organiques.

* *

L'anorexie des malades est souvent accrue
ou entretenue par l'abondance des saburres
qui imprègnent les muqueuses de la bouche
ou de l'arrière-gorge. En enlevant ces résidus,
l'appétit se réveille, et des aliments qui au-
raient provoqué des nausées, avant cette opération préalable, trouvent alors l'estomac dans
un état favorable à leur élaboration.

« C'est là un fait qui ne doit pas être perdu

pour la pratique. Il n'y a pas, il faut bien le
répéter, de petites choses en médecine, et les
minuties ont d'autant plus d'importance
qu'elles sont plus habituellement négligées.
C'est surtout vrai pour ces soins de toilette
qui ne devraient jamais être omis, parce qu'ils
éludent souvent les dangers d'une inappétence, d'autant plus insidieuse que la cause
en est plus vulgaire. » (Foussagrives.)

*
* *

On peut dire de la gastralgie ce que
M. Diday a attribué à la cystite : « Cette
affection n'a pas un spécifique, elle en a plusieurs, et tous éprouvés par des succès ; mais
tous aussi, notons-le, éprouvés par des insuccès. »

C'est, du reste, l'histoire de la plupart des
médicaments ; il est rare que les déceptions
et les mécomptes n'accompagnent pas les
succès ; il est rare qu'une médication ne reste
impuissante chez quelques sujets, alors qu'elle
réussit bien chez d'autres.

Ceci revient à dire que la maladie n'est pas
la même chez tout le monde, et que chaque
tempérament lui donne une physionomie
spéciale, d'où la nécessité d'un traitement
différent, selon le cas, selon les nuances.

13

La médication alcaline n'a pas la prétention de répondre à toutes les indications ; je sais très-bien qu'on a obtenu d'excellents résultats avec les préparations acides.

En le constatant, je ne fais qu'affirmer sans parti pris une vérité admise par tous les spécialistes qui ne se laissent guider que par le culte loyal de la science !

* *

Les diverses perturbations de l'estomac que nous venons de décrire coïncident le plus souvent avec des altérations analogues du côté de l'intestin. Aussi a-t-on réuni sous le même mot, *gastro-entéralgie*, ces affections douloureuses du tube digestif.

Tous les phénomènes que nous avons indiqués dans les chapitres précédents peuvent se retrouver ici : tantôt on constatera une production gazeuse exagérée dans l'intestin, des borborygmes ou des gargouillements, et le patient ne sera soulagé que lorsque ces gaz auront disparu ; tantôt l'intestin, en proie à une excitabilité excessive, sera le siége de symptômes douloureux, variables par leur intensité comme par leur nature.

Ces douleurs peuvent se généraliser et s'irradier, non-seulement dans tout le ventre, mais encore dans les régions voisines, les lombes, les parois thoraciques et les membres pelviens.

Le phénomène véritablement important, dans la dyspepsie intestinale, c'est la diarrhée.

*
* *

Ce que nous avons dit du traitement de la gastralgie peut s'appliquer à la gastro-entéralgie. L'abdomen sera protégé contre les variations de température avec une flanelle ; la liberté du ventre sera entretenue à l'aide de lavements simples ; on n'aura recours aux purgatifs que très-rarement et lorsque l'indication sera très-évidente.

On n'est pas encore bien fixé sur les phénomènes de la digestion intestinale ; par conséquent, on ne connait que fort peu la pathologie et la thérapeutique des intestins.

Mais l'expérience a appris qu'on pouvait user avec succès des eaux de Vichy, soit en bains, soit en douches ascendantes, soit en boisson, dans l'inflammation chronique de l'intestin, alors surtout qu'il existe une diarrhée pseudo-membraneuse ; dans la convalescence des dyssenteries d'Afrique, dans un certain nombre de cas où il existe des alternatives de constipation avec sensation de constriction, de pesanteur, de douleur.

***

Nos Eaux minérales sont très-utiles dans les affections du tube digestif ; leur efficacité, nous allons le montrer, n'est pas moindre dans les affections du foie et de la rate.

ENGORGEMENTS DU FOIE, HÉPATITE CHRONIQUE

Sous le nom d'engorgements du foie, on englobe presque toutes les maladies chroniques, dans lesquelles la glande hépatique n'est pas atteinte de lésions organiques, ayant altéré sa structure, d'une façon irrémédiable.

Les congestions du foie forment le point de départ de presque toutes les maladies de texture de cet organe; il est bon de ne pas l'oublier, puisque la thérapeuthique, au moment de la congestion, peut prétendre à un succès que plus tard elle chercherait en vain ou qu'elle n'obtiendrait que très-difficilement.

La richesse de l'appareil vasculaire qui traverse le foie, les modifications fréquemment et facilement imprimées à sa circulation par le travail digestif, le voisinage des poumons et surtout du cœur, dont les troubles retentissent avec la plus grande facilité sur ce vaste réservoir du fluide sanguin, tout cela explique la fréquence des hypérémies hépatiques.

L'absence de fièvre au début, distingue surtout la congestion passive du foie, de l'hépatite chronique. Les autres symptômes sont à peu près les mêmes : augmentation de volume, douleur, pesanteur, teinte ictérique, digestions difficiles, amaigrissement, etc.

Le foie qui, dans la goutte régulière, se prend si habituellement, est encore plus souvent affecté dans la goutte anomale (Trousseau).

Baglivi, Stoll, Scudamore, ont décrit une hépatite chronique *goutteuse*, caractérisée par des douleurs dans l'hypochondre droit, par l'augmentation du volume de la glande, appréciable à la palpation et à la percussion, par l'ictère, tout au moins, par la teinte sub-ictérique des téguments.

**

Tout le monde s'accorde à considérer le diagnostic des maladies du foie, comme très-difficile : les causes d'erreur sont surtout faciles dans l'hépatite chronique, alors que la maladie reste à peu près latente ou ne se traduit que par des signes peu caractéristiques.

D'après des recherches statistiques de Rouis, l'ensemble des symptômes n'a été complet que huit fois sur cent. Il a été incomplet soixante-dix-neuf fois sur cent; enfin douze fois, l'affection est restée tout à fait latente.

La dyssenterie chronique des pays chauds, qui a des rapports si intimes avec les perturbations du foie, masque assez souvent les développements d'une hépatite. Celle-ci reste d'autant plus obscure que la maladie intestinale elle-même présente plus de gravité et elle peut parcourir toutes ses périodes, y compris la formation de l'abcès, sans attirer l'attention (Voir Th. Paris. J. Arnaud, 1873. *Essai sur les rapports des affections du foie avec la dyssenterie chronique*).

La plupart des médecins qui ont séjourné à Ceylan, dans les Indes anglaises, dans l'Indoustan, etc., n'admettent qu'exceptionnellement l'origine palustre de la dyssenterie et de l'hépatite : pour eux, la cause endémique doit bien moins être attribuée à un miasme infectieux qu'à l'action prolongée d'une température élevée.

Selon M. Delioux de Savignac, le miasme palustre n'engendre pas la dyssenterie, mais y prédispose par la cachexie qu'il produit.

Pour justifier une fois de plus l'influence des hautes températures, il suffit de consulter les statistiques de notre colonie algérienne :

les localités les plus chaudes (Blidah, Mascara, Tlemcem, Lalla, Philippeville) sont, en même temps, les plus fertiles en maladies du foie et en affections intestinales.

La dyssenterie et l'hépatite sont de tous les climats, il est vrai ; mais il est hors de doute que ces deux affections ne sont jamais aussi fréquentes et aussi graves, que dans les pays intertropicaux.

*
* *

Le régime exerce, sous toutes les latitudes, une grande influence sur le développement des maladies chroniques du foie : il faut citer tout spécialement l'influence délétère des spiritueux, des excès alcooliques, des épices, d'une alimentation trop excitante ou trop copieuse.

D'après Frerichs, l'hyperhémie hépatique, cause première de la plupart des lésions graves du foie, s'observe surtout chez les individus qui cultivent trop les plaisirs de la table, tout en menant une vie sédentaire ; ils exercent relativement peu leurs muscles et restent dans des conditions de respiration insuffisante.

Dans ce cas, il y a plus d'aliments ingérés qu'il n'y a d'utilisés ; et, tôt ou tard, ordinairement vers l'âge moyen, plus tôt même,

chez les malades qui sont affectés d'une prédisposition héréditaire, et dont le tissu musculaire est flasque, il s'établit une disproportion entre la quantité du sang et les forces du
cœur ; d'où résulte l'engorgement des portions
du système vasculaire, où la résistance au
mouvement est des plus considérable. C'est
ce qui se produit d'ordinaire dans le système
de la veine porte ; d'autant plus qu'en même
temps, l'irritation de la muqueuse intestinale,
suite des erreurs de régime et l'exagération
de l'absorption, viennent encore ajouter ici
leur influence perturbatrice.

* *

Ce sont surtout des étrangers, des militaires,
les uns et les autres ayant habité dans des
pays chauds ou marécageux, qui viennent demander aux naïades de la *Grande-Grille*,
la guérison de leurs maux. La réputation de
cette source est des mieux justifiée et elle
dissipe, chaque saison, quantité d'intumescences énormes, avec une rapidité qui tient
du prodige. Les symptômes alarmants disparaissent, en même temps que la circulation
reprend son cours normal ; les téguments
perdent leur affreuse coloration, la nutrition
générale s'amende et l'économie se trouve

ainsi placée dans des conditions de vitalité propres à faciliter même la disparition des foyers purulents qui ont pu se former.

Les eaux de Vichy n'auraient-elles, du reste, d'autre propriété que de prévenir le dépérissement et le marasme, en régularisant les fonctions gastriques et les sécrétions intestinales, qu'on ne devrait pas hésiter à y avoir recours ; mais elles font mieux que cela : elles excitent mécaniquement la circulation dans les capillaires hépatiques, combattent l'altération de la composition du sang et l'atonie de l'appareil vasculaire.

Les douches froides agissent dans le même sens, par leur pouvoir révulsif et reconstituant; mais elles ne sont pas toujours applicables de prime abord, à cause de la susceptibilité des malades. Il est rare qu'en commençant par des douches tièdes, à pression modérée, on n'arrive pas bientôt à la tolérance et par suite, à la *fonte* désirée.

Les purgatifs salins ou le calomel à doses fractionnées nous viennent en aide, aussi bien que les topiques fondants, les pommades mercurielles et iodées, pour modérer la plénitude sanguine dans le système de la veine porte et dans le foie. Nous proscrivons, en même temps, de l'alimentation, les matières animales, les mets gras, fortement épicés, les boissons alcooliques et tous les autres agents qui agissent directement et d'une façon défavorable sur la glande hépatique.

*
* *

Pour donner une idée de l'efficacité des eaux de Vichy dans les maladies du foie, je rappellerai qu'il en existe un dépôt en Cochinchine et qu'à l'hôpital de Saïgon, on en fait une grande consommation.

Leur administration à distance prévient parfois les rechûtes et dispense de l'émigration.

*
* *

Le moral des individus atteints d'hépatite, comme celui de la plupart de ceux qui ont le foie malade, est toujours plus ou moins affecté, plus ou moins impressionnable.

« A son début, simple perversion de la faculté de perception et de jugement, plus tard, développant par une sorte d'incubation incessante des états morbides variés, l'hypochondrie est la mère du spleen britannique, le grain de sable dont parle Pascal; elle s'ajoute aux hémorroïdes de Charles-Quint et de Richelieu. Familière aux sujets nerveux, elle suscite des terreurs paniques, elle les attache tremblants à l'oracle du médecin ou les jette dans le septicisme et le désespoir. Elle fait les génies incompris, les touristes ennuyés et toutes ces âmes blasées qui s'agitent, prisonnières, à l'étroit, dans la sphère de leurs destinées, dans l'horizon de la vie commune. »

Nous cherchons donc à combattre, par un traitement hygiénique et moral, ce mode spécial d'innervation encéphalique, Protée fatal qui peut revêtir toutes les formes de la pathologie, engendrer la versatilité des sensations et de la volonté.

Mais nous avons besoin de la bonne volonté des malades pour les amener insensiblement au contentement, au calme de l'esprit et du cœur, qui donnent de l'efficacité aux médicaments : « *Cor lætum benè facit morbis; tunc enim medicamentum proficit et juvat, dum alacri animo est qui illud excipit.* »

La musique, les distractions de toute nature, la promenade sous les allées ombreuses des deux parcs, sont éminemment propres à prévenir le travail toujours dangereux d'une imagination hypochondriaque : la pensée n'a pas le temps de se replier sur elle-même, de se concentrer sur un seul objet, et le corps ne subissant plus le contre-coup des inquiétudes de l'esprit, devient plus apte à résister à toutes les exigences de la vie habituelle !

LITHIASE BILIAIRE, COLIQUES HÉPATIQUES

La bile laisse parfois des sables, des concrétions, ou donne lieu à la formation de calculs, très-différents quant à leur forme, leur aspect et leur composition. Les petits calculs sont de beaucoup les plus nombreux et leur siége habituel, neuf fois sur dix, est la vésicule du fiel.

Cela se comprend, puisque c'est dans ce réservoir où la bile s'accumule normalement, que ces concrétions trouvent les conditions de concentration et de repos les plus favorables à la réunion, à l'agrégation des molécules qui vont les constituer.

***

Les calculs biliaires s'observent beaucoup plus fréquemment chez les femmes que chez les hommes, probablement à cause de leurs habitudes sédentaires. On a même incriminé l'usage du corset, dont la constriction est quelquefois assez prononcée pour que la conformation primitive de la glande hépatique soit altérée.

Toute pléthore locale, en diminuant le champ de l'excrétion biliaire, par gêne mécanique, favorise le développement de la lithiase biliaire. C'est le cas de la grossesse, des affections de l'utérus et de ses annexes : elles agissent non-seulement en mettant un obstacle au libre cours de la bile, par la compression et par le repos qu'elles nécessitent, mais encore elles créent un trouble général de la nutrition, dont l'influence est incontestable.

Bennett (*Inflammation de l'utérus*, traduit et annoté par M. Peter, 1861), insiste sur l'influence des troubles fonctionnels et des maladies de l'utérus sur les fonctions hépatiques. Dans certains cas, même, les désordres des fonctions biliaires peuvent, d'après lui, prendre une telle intensité qu'ils prédominent sur tous les autres symptômes.

**

La plus grande fréquence de la gravelle biliaire s'observe de 20 à 40 ans. Sa rareté chez les jeunes sujets et sa fréquence dans l'âge mûr, s'expliquent d'une part par l'activité de la sécrétion biliaire, par la tonicité des réservoirs et des canaux, et de l'autre, par des conditions inverses qui permettent plus facilement la stagnation de la bile dans la vésicule, devenue parfois tolérante au point de ne réagir en aucune façon contre la présence du corps étranger.

L'existence d'une prédominance graisseuse dans la bile est considérée par le professeur Bamberger, comme une cause de développement des graviers hépatiques. M. Chevreuil a trouvé que la bile des sujets calculeux était très-riche en cholestérine.

« On a observé depuis longtemps, dit M. Fauconneau-Dufresne (*Précis des maladies du foie et du pancréas*), qu'un régime trop animalisé produisait à la longue la formation de ces concrétions Si les personnes qui usent de ce régime ne font pas d'exercice, leur sang, comme leur tissu cellulaire, se charge de matériaux graisseux abondants en carbone; leurs poumons ne fonctionnent plus avec activité, ne brûlent pas dans l'acte respiratoire le carbone qui se trouve en excès dans le sang, car les poumons et le foie ont, sous ce rapport, une action analogue; la bile se charge alors de ces matériaux et précipite de la cholestérine. »

Mais toutes ces vues de l'esprit ne sont que des conjectures et n'ont rien d'absolu, rien de positif.

Sur ce sujet, comme l'a fait remarquer

M. Robin, en parlant de ces conceptions théoriques, tout ou presque tout est encore à faire.

On ne sait rien de précis non plus sur l'influence de l'alimentation : on a accusé les aliments grossiers, les farineux, les acides et certains vins; mais rien n'est prouvé à cet égard.

Tous ces aliments incriminés ont en tout cas l'inconvénient d'être d'une digestion difficile pour les malades, et comme la dyspepsie est la compagne habituelle de l'affection calculeuse du foie, il sera bon d'en restreindre l'usage autant que possible.

* *

La coïncidence assez fréquente de la goutte et de la gravelle hépatique a porté quelques-uns de nos confrères à établir un certain rapport entre ces deux affections.

Quoique la question ne soit pas encore complètement jugée, l'interprétation des faits publiés nous paraît bien plutôt être la négation que l'affirmation de l'existence d'un lien qui rattache les deux séries de phénomènes.

Il est probable que les conditions hygiéniques dans lesquelles la diathèse urique place le malade, ont plus d'influence sur le développement des pierres biliaires que la diathèse elle-même.

Du reste, les femmes qui sont si sujettes aux calculs biliaires échappent ordinairement aux manifestations de la goutte, et les concrétions biliaires sont loin de renfermer de l'acide urique, des urates, comme les tophus des articulations.

Les diverses causes invoquées sont dominées par une prédisposition particulière de l'individu qu'il nous est impossible de déterminer.

Les observations fort nombreuses de M. Willemin lui ont permis de noter assez fréquemment la transmission de la maladie, ou encore le développement de l'affection calculeuse chez les enfants dont les parents étaient atteints d'une autre maladie du foie.

Aussi, comme la transmissibilité de cette maladie est hors de doute, l'honorable praticien que nous venons de citer veut-il, dans l'intérêt du fœtus, que l'on cherche à modifier, si ce n'est avant, du moins pendant la gestation, l'organisme de la mère, par le traitement le plus efficace.

L'innocuité de la médication alcaline appliquée pendant la grossesse est parfaitement établie.

*
* *

C'est au moment où elles s'engagent dans les canaux excréteurs, que les concrétions biliaires occasionnent les accidents qui constituent l'attaque de *coliques hépatiques*. Leur simple déplacement peut aussi produire des phénomènes aigus.

M. Audigé (*Recherches expérimentales sur le spasme des voies biliaires,* Th. Paris, 1874) considère la contracture douloureuse des fibres musculaires lisses des canaux excréteurs du foie, comme un des phénomènes les plus importants de la colique hépatique.

La sensation réflexe peut être assez intense, soit parce que ce calcul est anguleux et hérissé d'aspérités, soit parce que le sujet est doué d'une vive susceptibilité nerveuse, pour que la contraction s'étende à tout le conduit, de manière à immobiliser pour un temps le calcul.

Si les coliques hépatiques surviennent le plus habituellement après le repas principal, cela tient à ce que la sécrétion biliaire est sollicitée par le travail de la digestion ; la vésicule entre en contraction pour verser dans l'intestin la bile qu'elle tient en réserve, et ce flux bilieux entraîne ainsi les concrétions qui s'étaient formées.

14

Les douleurs se font sentir d'abord au creux de l'estomac, au pourtour de l'ombilic, à l'hypochondre droit, puis elles s'irradient dans la partie correspondante du dos et quelquefois jusqu'à l'épaule et au cou.

On a également signalé la transmission de la douleur calculeuse de l'hypochondre droit, ou de l'épigastre à l'hypochondre gauche; dans certains cas, elle a eu son point de départ à gauche et elle a été exclusivement ressentie de ce côté. Ce sont là des phénomènes de sensibilité réflexe, attribués aux communications nerveuses qui existent dans cette région.

Il existe en même temps une agitation continuelle, une anxiété inexprimable; l'intensité des douleurs oblige le malade à changer continuellement de position, à se plier en deux, à se coucher dans mille positions bizarres. Des vomissements surviennent, la face est altérée, les yeux sont battus, les lèvres cyanosées, le corps froid, etc.

L'ictère qui se manifeste pendant ou après une crise calculeuse, consiste parfois en une simple coloration jaunâtre de la conjonctive.

La constipation est la règle : ce symptôme dépend sans doute de l'altération même des qualités normales de la bile. Une médication propre à combattre cette disposition doit par cela même modifier la tendance à la constipation.

L'attaque de colique hépatique peut se composer d'un ou de plusieurs accès qui se terminent souvent d'une manière brusque, lorsque le calcul a repris sa place primitive ou lorsqu'il a été expulsé dans l'intestin.

A mesure que les accès se reproduisent, leur durée devient de plus en plus longue : — ils peuvent n'être que de quelques minutes ou persister pendant douze, seize heures et même plusieurs jours de suite.

Lorsque les concrétions sont entraînées, aussitôt après leur formation, sous forme de sable ou de matières pulvérulentes, alors les malades n'éprouvent aucun accident, ou bien ils ne se plaignent que d'un sentiment de gêne peu douloureux.

Il n'est guère admissible, ajouterons-nous avec M. Z. Pupier, que la colique hépatique, qui est le symptôme pathognomonique des calculs biliaires, puisse se produire, en dehors de l'existence d'une concrétion. Elle serait, dans ce cas, assimilée à un spasme des conduits, avec lequel on explique la production de l'ictère de cause morale ; pourquoi cette différence séméiologique, puisque la

douleur fait complétement défaut dans ce dernier accident?

**

La première indication du traitement de
la colique hépatique est d'engourdir la douleur, de remédier à l'exaltation sensitive des
papilles nerveuses que l'on remarque dans les
canaux biliaires aussi bien qu'à la contraction
spasmodique des fibres musculaires lisses des
canaux.

Les injections hypodermiques des sels de
morphine répondent à ces deux éléments,
sensibilité et contraction, et, en entraînant le
sommeil anesthésique, produisent une détente
favorable à l'élimination des corps étrangers.

**

Quelques personnes ont l'habitude de s'administrer elles-mêmes ces injections ou de se
les faire administrer par leur entourage : nous
leur donnerons quelques conseils à ce sujet.

Il y a tout avantage à se servir de solutions
concentrées : celles qui sont très étendues (au
centième, au cent-cinquantième, par exemple)
sont seules douloureuses.

Les injections hypodermiques, pratiquées
avec une solution au vingt-cinquième ou au

trentième, ne causent de douleur que si on les fait avec des aiguilles mal entretenues ou insuffisamment acérées, ou bien si l'on hésite en enfonçant l'aiguille dans le tissu cellulaire. Il faut pincer fortement la peau et faire pénétrer l'aiguille d'un seul coup et très-rapidement ; dans ce cas, la douleur est nulle, à la condition que l'aiguille ne soit pas émoussée.

Pour éviter le malaise et les nausées qui accompagnent presque toujours les premières injections, il faudra que le patient garde le repos le plus absolu. Au reste, ce malaise ne reparaît plus après quatre ou cinq injections, et ces petites opérations, au bout d'un certain temps, semblent ne plus avoir aucune action sur la digestion ; il sera d'ailleurs bon de n'y avoir recours que lorsqu'elle sera à peu près terminée.

Il vaut mieux faire l'injection *loco dolenti;* mais cela n'est pas indispensable : lorsqu'elle est faite au point douloureux, la douleur cesse avant que le malade éprouve les effets généraux de la morphine ; lorsqu'au contraire, elle est faite sur un autre point, les effets généraux précèdent la cessation de la douleur locale : mais tous ces effets se succèdent avec une grande rapidité, puisqu'au bout de trois ou cinq minutes, tous les deux se sont produits : le mode opératoire est donc peu important.

* *

M. Aimé Martin, qui a fait à la société de médecine de Paris, une communication fort intéressante sur le sujet qui nous occupe, (24 oct. 1874), veut qu'on use des injections hypodermiques, non-seulement pour dompter les accidents, mais encore pour empêcher leur retour. Il s'est pris pour sujet d'expérience et il a constaté que l'injection qu'il pratiquait après la production de la crise, le calmait à peine, tandis qu'une injection préventive constituait non-seulement une médication palliative, mais curative au premier chef.

Il ne faudra donc pas attendre que la douleur soit excessive, pour avoir recours au précieux médicament ; on aura tout avantage à en user dès le début ; on pourra, de la sorte, triompher de bonne heure de ces manifestations parfois si pénibles.

* *

Quelques médecins ont obtenu avec de simples injections d'eau ordinaire, des phénomènes de sédation aussi accentués que ceux qui accompagnent l'emploi des préparations de morphine ; M. G. Dieulafoy rapporte qu'il est arrivé par ce procédé essayé sur une vaste échelle, à l'hôpital Necker, service de M. Potain, à calmer rapidement des souffrances atroces. Le soulagement a été immédiat dans nombre de cas et des injections nouvelles n'ont pas été utiles.

« Ce n'est pas le moment, ajoute M. Dieulafoy *(Dict. de Jaccoud. Art. douleur)*, de discuter le mode d'action de l'eau sur la périphérie des rameaux nerveux, je me contente de signaler un fait qui me semble n'être au premier abord qu'un petit moyen et que je considère comme d'une importance immense en thérapeutique ; en effet, l'extrême simplicité du manuel opératoire, l'innocuité absolue de la substance employée et les résultats obtenus nous engagent à appeler sur les injections d'eau toute l'attention des médecins, car on nous pardonne pas plus volontiers de ne pas savoir guérir que de ne pouvoir pas conjurer la souffrance ».

* *

Plusieurs confrères estiment que la souffrance est nécessaire à l'expulsion des concrétions hépatiques ou rénales ; pour eux, toute intervention dans le but de soulager le patient arrête et entrave leur élimination.

Il est fort peu vraisemblable qu'on obtienne un pareil résultat, en agissant soit sur le centre nerveux, organe de perception, soit sur l'élément périphérique sensitif et contractile.

Donc, sans vouloir mettre complétement en doute une opinion qui me paraît peu fondée, je continuerai à croire, jusqu'à nouvel ordre, qu'il y a beaucoup plus d'avantages que d'inconvénients à calmer la douleur : le médecin doit toujours soulager, lorsqu'il ne peut pas guérir.

*
* *

Je n'ai pas à insister sur les autres moyens de calmer la crise douloureuse, attendu qu'elle n'est que l'effet de la lithiase qu'on vient traiter à Vichy. C'est à la cause qu'il faut premièrement s'adresser.

Les eaux de la *Grande-Grille,* administrées *intûs* et *extra,* n'agissent certainement pas d'une façon immédiate sur les calculs déjà formés, pas plus que les prétendus lithontriptiques, jadis si vantés (on ne saurait admettre rationnellement une dissolution pure et simple); mais elles préviennent leur accroissement et la formation de nouveaux corps étrangers ; elles augmentent la fluidité de la bile, condition bien propre à entraîner les grumeaux cholestériques ou autres, qui peuvent se trouver dans les voies biliaires : et les malades perdent consécutivement la fâcheuse aptitude qu'ils avaient contractée.

M. Ritter a constaté, d'après l'analyse de six mille échantillons, qu'en général, les parties externes du calcul sont plus riches en cholestérine, et que le noyau est la partie la mieux fournie de sels inorganiques.

Cette donnée est importante, si on la rapproche de cette autre, savoir : que la cholestérine est insoluble dans les alcalis. L'action des eaux de Vichy serait alors considérablement atténuée, mais non efficace, comme on l'a dit. La cure alcaline serait, au contraire, très-utile, dans les cas où la cholestérine est réunie au centre; ou disséminée en paillettes, à travers les matières colorantes, car alors, sous l'influence du bicarbonate de soude, les composés organiques à base de chaux, sont transformés en composés alcalins solubles, qui ne se déposent pas et le calcul cesse de s'accroître. Il y a plus, le calcul déjà formé peut se désagréger peu à peu, par suite de l'action des alcalins sur les matières colorantes qui en sont comme le ciment.

En faisant des réserves plus haut, nous songions à l'action éliminatrice des eaux, à l'impulsion donnée aux oxydations organiques par le traitement alcalin. Il en résulte une diminution dans la quantité des matières grasses inutilisées, et, par suite, une diminution dans la production de la cholestérine.

« Que la théorie chimique soit juste ou erronée, ajouterons-nous avec M. Hirtz *(Nouv. dict. de médecine et de chirur. pratiques, p.* 598, *T. A.),* que les exsudats interstitiels ou cellulaires du foie deviennent ou non solubles, que la bile devienne plus fluide et plus abondante, que le mucus vésical, ciment habituel des calculs, se dissolve en réalité; nous n'avons aucune raison de le nier; nous inclinons même à le croire. Mais ce que nous croyons surtout, c'est qu'un grand nombre d'engorgements du foie, les infiltrations graisseuses surtout, se résolvent sous l'influence des eaux de Vichy, c'est que *la diathèse calculeuse diminue* (voilà le point capital) et peut se dissiper sans que les calculs tout formés se dissolvent; ce que nous savons enfin, par notre propre expérience, c'est que beaucoup d'ictères chroniques, liés au catarrhe des voies biliaires, se guérissent par la même médication ».

On ne retrouve nulle part, de l'avis de M. Vigla, des ressources aussi efficaces :

« Mon opinion sur la cure de Vichy, pour les coliques hépatiques, est, qu'aucune eau, pour quelque maladie que ce soit, ne présente une efficacité aussi grande ».

Il est constant qu'après une ou deux saisons, les malades ont généralement plusieurs années d'immunité. Mais il importe qu'ils reprennent ce traitement et qu'ils le suivent de nouveau, à la première atteinte du mal.

Karlsbad et d'autres stations ne sauraient rivaliser avec Vichy que pour les malades déjà notablement affaiblis et chez qui l'indication des reconstituants est nettement indiquée.

L'alimentation végétale doit être préférée à l'alimentation animale; mais il ne sera nullement nécessaire de se donner des indigestions de *carottes*, mets exploité de temps immémorial par la gent hôtelière. Ces enfants de l'Auvergne, race économe, en sont arrivés à persuader aux étrangers que la carotte est un remède salutaire des affections du foie, et ils profitent de cette crédulité absurde, pour en surcharger leurs tables. Je comprends que certains convives puissent se trouver en effet soulagés, en voyant quelque chose de plus jaune qu'eux, mais pour le reste des malades, il serait bien temps de mettre fin à cette antique supercherie.

Les malades éviteront les substances grasses, les farineux et les pâtisseries ; ils devront, par un exercice régulier, activer les mouvements de composition et de décomposition organique. L'exercice est d'autant plus indiqué ici, que la vie sédentaire, le repos forcé, semblent être l'une des causes les mieux démontrées de lithiase biliaire.

On ne saurait trop proscrire les alcooliques, le café et les liqueurs fermentées : tandis que le vin et la bière ont peu de tendance à produire les maladies du foie, l'alcool, pris sous forme de liqueurs spiritueuses, se montre, au contraire, très-délétère sous ce rapport.

IMPALUDISME CHRONIQUE, ENGORGEMENTS, HYPERTROPHIES DE LA RATE

Les manifestations de l'impaludisme que nous avons à traiter le plus souvent à Vichy, ne se sont développées qu'à la suite d'accidents fébriles plus ou moins prononcés et on les observe chez des personnes que leur profession a obligé de séjourner momentanément dans des pays marécageux.

L'indigène de ces contrées est beaucoup moins exposé aux accidents aigus; mais cette espèce d'immunité est compensée par un autre mode d'impression morbide, qui s'accuse par une déchéance, par une altération profonde de l'organisme. L'intoxication paludéenne paraît alors avoir des racines plus profondes dans l'économie et elle est plus rebelle au traitement.

**

,On a longtemps attribué l'insalubrité des localités à malaria, à la présence dans l'air de débris organiques, de substances végétales en putréfaction.

On admet plus généralement aujourd'hui que les fièvres sont dues à des mucédinées.

En Amérique, Mittchel et Salisbury reconnurent dans les bronches et les mucosités pulmonaires d'individus atteints de fièvre, des spores de champignons analogues à celles qui remplissaient l'air des régions où se trouvait la fièvre.

Ces spores semblent appartenir au genre palmella. On en trouve, en outre, dans l'urine des fébricitants, formant des flocons très-ténus, d'autant plus nombreux que la maladie est plus grave; également il s'en trouve dans la sueur, et l'auteur considère le rein et les glandes sudoripares comme les voies d'élimination.

Ces spores appartiennent à l'organisation végétale la plus inférieure et se composent d'une enveloppe, circonscrivant une petite chambre vide dans laquelle se trouve un noyau.

Salisbury les a trouvées au-dessus des lieux marécageux, dans toutes les couches de l'atmosphère ; elles se maintiennent au-dessus du sol pendant la nuit, suspendues dans les exhalaisons brumeuses de la terre et retombent après le lever du soleil.

Pendant le jour, l'air des localités fièvreuses ne contenait pas une seule de ces spores.

Salisbury prétend avoir ressenti, en se promenant dans les endroits marécageux, une sécheresse, une constriction et une sensation fébrile au fond de la gorge, due à la pénétration des germes.

Toutes les fois que la fièvre a sévi quelque part, il a pu retrouver le végétal incriminé, étendu sur une large surface. Il a fait l'expérience suivante : six caisses en bois, remplies d'une mince couche de terre marécageuse et riche en palmella, furent portées dans une contrée très-salubre, élevée, et où il n'y avait

jamais eu de fièvres; ces caisses furent pla-
cées sur la fenêtre d'une chambre occupée
par deux jeunes gens robustes et bien portants. Au bout de quinze jours, ces deux
jeunes gens avaient des accès de fièvre tierce
bien réglée, alors que personne autre n'était
atteint.

Les spores, suivant l'auteur, traverseraient
en les altérant les cellules épithéliales, gagne-
raient le torrent circulatoire, envahissant les
organes hématopoiétiques et glandulaires,
portant partout les troubles dans la nutrition
et la vascularisation.

*\
* *

Quoi qu'il en soit, le sang ne tarde pas à
s'altérer sous l'influence du miasme paludéen,
les globules rouges diminuent et les organes
hématopoiétiques, la rate, les glandes lym-
phatiques, primitivement atteints ne peuvent
plus concourir à leur formation; il y a augmentation dans la destruction et diminution
dans la reconstitution des globules.

Concurremment, on observe parfois une
augmentation notable des globules blancs ou
leucocythes.

La destruction des globules qui se passe
dans la rate et le foie, et leur transformation

en résidus pigmentaires, donne au sang un aspect particulier brun sale, qui a été comparé au jus de pruneaux.

La proportion de l'albumine diminue, et comme le sang a perdu de sa plasticité, qu'il est plus fluide, ces deux circonstances contribuent pour une large part au développement des œdèmes, des hydropisies que l'on observe si fréquemment à la suite des fièvres d'accès.

Ces altérations du sang nous rendent compte des dégénérescences viscérales de l'anémie, de la cachexie profonde qui sont la caractéristique de la maladie paludéenne.

Des congestions viscérales se produisent habituellement pendant le premier stade de frisson ; le sang éprouve un mouvement de concentration vers le centre et se porte vers les organes profonds.

De là les engorgements, les hypertrophies de la rate et du foie.

L'engorgement splénique est le plus souvent un état aigu, caractérisé par l'augmentation de volume de l'organe, par la grande quantité de sang coagulé qu'il contient, par la diffluence de son tissu.

L'hypertrophie, plus immédiatement liée à la cachexie palustre, est, par contre, une lésion chronique dans laquelle l'organe acquiert un volume encore plus considérable. Elle ne se constitue définitivement qu'après une série d'accès, et ne peut revenir sur elle-même que par une longue apyrexie.

L'augmentation de la rate peut être telle, qu'elle fasse une saillie plus ou moins prononcée à travers les parois du ventre, dont elle est susceptible de remplir, pour ainsi dire, la presque totalité, s'étendant à droite et au-delà de la ligne médiane, descendant jusque dans la fosse iliaque gauche, remontant dans la cavité de la poitrine, en refoulant le diaphragme au point de gêner la respiration.

La rate ne s'engorge pas dans toutes les fièvres intermittentes ; on voit en outre très-fréquemment des engorgements considérables se développer lentement sans qu'il ait jamais existé de pyrexie.

Cela se voit surtout chez les personnes qui séjournent dans des contrées marécageuses et qui vivent d'ailleurs dans des conditions hygiéniques déplorables.

L'hypertrophie a une marche lente et essentiellement chronique : ce n'est, en effet, qu'au bout de plusieurs mois, d'une ou de plusieurs années, que la rate acquiert des dimensions énormes.

15

Si dans certains cas la rate peut avoir un volume considérable sans exciter aucun trouble bien marqué dans l'économie, le plus souvent les malades perdent peu à peu leur embonpoint et leurs forces ; les muqueuses se décolorent, et, tôt ou tard, il se forme un épanchement séreux.

Le plus souvent, le poids de la tumeur détermine un malaise, une tension dans l'hypochondre gauche, qui augmente dans les mouvements et dans la marche.

* *

Grisolle ne pense pas que la rate hypertrophiée puisse revenir à son volume normal : « Une altération aussi profonde ne peut pas, dit-il, se résoudre en quelques jours, ni même en quelques semaines, à supposer même qu'elle soit curable, ce qui est encore fort contestable. »

Il y a là une distinction importante à faire. Nous ne pensons pas que la rate puisse reprendre ses dimensions habituelles dans l'hypertrophie avec ramollissement et dans l'hypertrophie avec induration, avec développement de la trame fibro-musculaire et dégénérescence lardacée.

Mais il ne saurait en être de même dans

l'hypertrophie simple, où l'organe conserve sa coloration, sa densité et sa texture spongieuse. La rate, dans ce cas, pourra revenir sur elle-même, si on soustrait le malade aux influences méphitiques et s'il suit rigoureusement le traitement que nous allons indiquer.

L'efficacité de la médication thermale alcaline est d'une notoriété si populaire, que les malades du Nivernais et du Berri, du Bourbonnais et de l'Auvergne, où les fièvres intermittentes sont endémiques dans certaines localités, ne manquent jamais d'aller chercher, soit à Pougues, soit à Vichy, la guérison des accidents consécutifs à l'empoisonnement miasmatique. Ici, dit Trousseau, la notoriété publique est d'accord avec l'observation médicale.

Il paraît d'abord étrange, à première vue, de donner à des malades dont le sang est si évidemment appauvri, des alcalins qui sont regardés comme des *dissolvants* par excellence. Mais, comme nous l'avons déjà dit ailleurs, l'étonnement cesse lorsqu'on se souvient de l'heureuse influence de l'Eau de Vichy sur les phénomènes de la digestion, qui est si profondément troublée dans la cachexie palustre.

Le sel arsenical contenu dans les eaux a

une action incontestable sur le parenchyme splénique.

Avec l'amélioration sensible qui se produit du côté de la nutrition et de l'assimilation, on peut dire que l'organisme reçoit beaucoup plus qu'il ne perd.

Au reste, nous pensons que les choses se passent ainsi, non-seulement pour les affections du foie et de la rate, mais encore pour toutes les maladies que l'on traite à Vichy.

Sous l'influence du traitement thermal, l'appétit est augmenté, les digestions laborieuses deviennent faciles, les phénomènes de l'assimilation s'accomplissent sur une plus vaste échelle ; l'économie, non-seulement emmagasine des éléments de résistance pour lutter contre la déperdition, mais encore elle acquiert des forces nouvelles, une activité plus grande — ce n'est qu'exceptionnellement, à la suite de l'abus des eaux alcalines, par exemple, que les malades voient la débilité s'accroître, l'épuisement faire de nouveaux progrès.

*
* *

La balnéothérapie, les douches locales et les bains fournissent aussi contre la cachexie palustre et les engorgements des viscères qui l'accompagnent, une arme puissante.

Au dire du Dr Fleury (*Traité d'hydrothé-rapie*), les douches froides, en pluie générale, et les douches locales, guérissent non-seule-ment les fièvres d'accès simples à l'égal du sulfate de quinine, mais encore triomphent des engorgements viscéraux.

Sans partager complétement cette manière de voir, nous donnons une grande valeur aux applications bien dirigées de l'hydrothérapie, et il nous a été donné d'en observer les heu-reux résultats, dans des cas où la rate avait déjà atteint d'énormes proportions.

Le traitement hydrothérapique aura une action d'autant plus prononcée, qu'il sera plus rapproché du début de la maladie.

Quand la congestion est peu prononcée, une petite douche froide, courte et à percus-sion légère, suivie d'une application générale, suffit pour ramener l'organe à l'état physio-logique ; mais lorsque la rate est le siégè d'une hypertrophie ou d'une hyperplasie, il faut que la douche splénique soit plus énergique. Si le contact de l'eau froide ne peut être sup-porté assez longtemps par le malade, on fait intervenir la douche chaude avec la douche froide, soit pour combattre l'endolorissement de la région, soit pour exercér sur l'organe une action résolutive. (Beni-Barde.)

*
* *

A la suite des explications qui précèdent,
je puis répéter ce que j'ai signalé ailleurs, à
savoir que les plus belles théories ne sont
rien lorsqu'elles n'ont pas reçu la consécration expérimentale, et celle-ci a incontestablement plus de valeur que les hypothèses plus
ou moins subtiles forgées de toute pièce, dans
le recueillement du cabinet.

Je ne me mets donc peu en peine du mode
d'action des eaux de Vichy, l'essentiel, pour
les malades et pour le praticien, est que la
pratique médicale ait consacré leur usage, et
que leur emploi soit couronné de succès.

Il serait superflu de recommander une
alimentation très-réparatrice et un usage li-
béral du vin.

II

MALADIES CONSTITUTIONNELLES ET DIATHÉSIQUES

Diabète, Goutte, Chlorose.

DIABÈTE SUCRÉ

Tout le monde s'accorde aujourd'hui à considérer le diabète sucré comme une entité morbide, dont la glycosurie n'est qu'un symptôme : le nom de glycosurie doit être réservée à la présence transitoire, dans l'urine, d'une certaine quantité de sucre. Ce phénomène passager n'offre que peu ou point de gravité, et l'on ne voit pas se dérouler à sa suite, la série des signes caractéristiques du diabète confirmé.

Nous n'avons pas l'intention de faire l'histoire de cette maladie constitutionnelle, ni de nous appesantir sur les théories nombreuses émises à son sujet. De volumineux ouvrages ont été publiés, dans ces derniers temps, par

MM. Durand-Fardel, Bouchardat, Lecorché, Cantani, etc.; il y aurait prétention excessive à vouloir reprendre leurs recherches.

Notre rôle, beaucoup plus modeste, se bornera à quelques considérations sommaires ou nouvelles sur le diabète, et surtout, à la justification du traitement alcalin.

**

Depuis la découverte établissant qu'on pouvait reproduire artificiellement la glycosurie, chez les animaux, en piquant le plancher du quatrième ventricule, à l'origine du nerf pneumogastrique, ou en galvisant le bout central de ce même nerf, après sa section, on a successivement étendu le champ de la lésion nerveuse. A l'heure qu'il est, il est prouvé que la glycosurie expérimentale peut être provoquée par la lésion d'un grand nombre de points du système nerveux, tant central que périphérique.

Ces faits ont permis d'attribuer à une lésion nerveuse la glycosurie qui succède à des chûtes, à des commotions, à des affections organiques du cerveau, à des accès de colère, à des émotions violentes, à des chagrins, à des maladies convulsives ; mais ils n'autorisent nullement à rattacher la maladie diabète à une altération matérielle constante de l'appareil d'innervation.

Il est possible que dans le cas où l'altération manque, il y ait un trouble fonctionnel du système nerveux ; mais rien jusqu'ici ne confirme cette vue théorique. (Jaccoud.)

Jusqu'à nouvel ordre, on doit considérer comme inconnue la cause en vertu de laquelle le sucre existe en proportions exagérées dans le sang et est éliminé par les organes chargés de débarrasser l'économie des produits qui ne peuvent être utilisés.

Mais, que le diabète soit lié à une suractivité de la formation de la matière glycogène, à l'exagération d'un fait physiologique (Cl. Bernard), qu'il soit dû à un défaut de combustion du sucre, sans production en quantité anormale de cet élément (Cantani) ou qu'il soit occasionné par une modification pathologique dans l'absorption des féculents (Bouchardat), il reste acquis à la science que les eaux alcalines possèdent une action, sinon toujours curative, du moins, très-favorable contre cette affection.

Le bicarbonate de soude se retrouve dans tous les traitements et son emploi peut rationnellement se déduire de la plupart des théories qui ont déjà vu le jour. Tous les auteurs ont recours à la médication alcaline, et cet accord est d'un grand poids, parce qu'il faut remédier aux troubles digestifs et aux défauts d'assimilation.

Ces deux indications s'imposent avec d'autant plus d'autorité, qu'il est plus urgent de prévenir l'amaigrissement et la déperdition des forces.

Les eaux de Vichy seraient ainsi un stimulant, un curatif des sécrétions gastro-intestinales, hépatique et pancréatique, dont la fonction épuisée ne suffit plus à la transformation normale du sucre ou de l'amidon.

***

J'ai cru qu'il serait bon d'invoquer l'autorité d'un homme compétent et étranger à la pratique thermale, en ce qui concerne les eaux de Vichy. J'emprunte donc les lignes qui suivent au *Traité du Diabète* du professeur Lecorché (G. Masson, p. 432, 1877) :

« Les effets des eaux de Vichy se font rapidement sentir. On peut les constater dès le deuxième ou le troisième jour de la cure : ils consistent d'abord dans des modifications chimiques de l'urine. L'urine, d'acide qu'elle était, devient rapidement alcaline. La polyurie diminue. Les mictions se modifient.

Elles sont moins fréquentes la nuit, et se rap-
prochent de l'heure des repas, c'est-à-dire
qu'elles reprennent à peu près leur caractère
normal. En même temps, la soif et la sécheresse de la bouche disparaissent, et, dès la
première semaine, parfois même dès les premiers jours, baisse la glycosurie. Elle peut
même disparaître complètement. Le plus
souvent, l'élimination du sucre persiste, mais
dans des proportions moins grandes qu'à
l'arrivée du malade. L'appétit devient plus
considérable et le malade perd peu à peu le
dégoût qu'il avait pour les aliments azotés.

L'amélioration de l'état général, le retour
des forces, du moral et du sommeil, suit de
très-près les changements subis par l'urine.
Les eaux alcalines font, à n'en pas douter,
disparaître tous les symptômes dus à l'intoxication sucrée ».

Et plus loin, M. Lecorché fait remarquer
que, l'action des eaux de Vichy fut-elle passagère, n'en serait pas moins très-utile à
l'état ultérieur du malade, attendu que la
glycosurie ne reparaît pas de suite avec la
même intensité et qu'on peut, à l'aide d'un
régime approprié, lui assigner des limites qui
ne sont point incompatibles avec la santé :
« Il suffit alors de revenir de temps à autre,

à l'usage des eaux de Vichy, de recommencer une saison, pour prévenir les dangers d'une intoxication et ralentir la marche du diabète.

*
* *

Un de mes malades, le vicomte de J... d'Odars, près Toulouse, âgé aujourd'hui de quatre-vingt-deux ans, vient depuis vingt ans à Vichy. Chaque nouveau traitement réalise pour lui la plupart des bénéfices que nous venons d'énumérer et lui permet de traverser l'hiver sans accidents, sans complications nouvelles. Il quitte régulièrement les bords de l'Allier, n'offrant plus, dans ses urines, que des traces de sucre, alors, qu'à son arrivée, la dose est de 35 à 40 grammes par litre.

La compagne de M. de J... est morte diabétique, il y a déjà quelques années : « Je suis convaincu qu'elle vivrait encore, me disait M. de J..., avec une confiance bien légitime de sa part, si elle avait voulu se décider à entreprendre le voyage de Vichy et à y suivre un traitement rationel ».

Un autre diabétique, à qui j'ai donné des soins, M. R...., pasteur, à Paris, est venu pour la première fois à Vichy, il y a dix ans. Malgré son âge (il a aujourd'hui soixante-sept ans), malgré des complications intercurrentes très-graves (anthrax, amaigrissement, troubles de la vue, des voies digestives), il a quitté régulièrement Vichy dans un meilleur état de santé ; les forces sont revenues et depuis plusieurs mois, il n'y a plus trace de sucre dans ses urines, leur densité est redevenue normale.

* *

Je pourrais rapporter d'autres observations aussi encourageantes : je m'en tiendrai à ces deux résultats qui, dans ma pensée, fixent les limites de l'*optimisme*, au sujet de la médication alcaline. Celle-ci, on ne saurait trop le répéter, est avant tout *palliative ;* elle n'est qu'exceptionnellement *curative*.

* *

M. Teissier, de Lyon, vient de décrire, sous le nom de *diabète phosphatique,* une altération nutritive caractérisée par les principaux symptômes du diabète avec exagéraration prononcée dans l'excrétion des phosphates terreux (12, 15 et 20 grammes par 24 heures).

A mon sens, ces faits d'alternance évidente et de balancement entre les phénomènes de glycosurie et les phénomènes de phosphaturie, ces éliminations inaccoutumées de sels phosphatés, marchant de pair avec les plus graves complications du diabète (cataracte double, fonte de l'œil après l'opération, etc.) sont l'indice d'un haut degré d'affaiblissement, de consomption, bien plus qu'un état symptomatique d'un diabète latent ou transformé.

La phosphaturie liée à des troubles du système nerveux, comme la glycosurie ayant une origine analogue, représente vraisemblablement un désordre passager dans l'équilibre des fonctions vitales.

Cette dernière surélimination s'expliquerait par une assimilation défectueuse des phosphates en général et peut-être, plus particulièrement, de ceux qui étaient destinés à la nutrition de l'élément nerveux lui-même. Ceux-ci n'étant plus utilisés par le tissu qui devait les retenir, passeraient dans l'excrétion urinaire où l'analyse les ferait retrouver. L'hydrurie, comme chez les autres névropathiques, serait le résultat d'une dilatation active ou névro-paralytique des vaisseaux du rein.

Sans vouloir considérer toutes ces assertions comme suffisamment fondées, nous pensons que le praticien doit se préoccuper du fait clinique, à cause des graves perturbations, dont il est la traduction.

*
* *

Nos eaux conviennent surtout aux diabétiques obèses, à ceux qui sont atteints de goutte ou de gravelle, et au début de la maladie. Il y aurait plus d'inconvénients que d'avantages à les administrer à des malades amaigris, épuisés par des hémorrhagies, des diarrhées prolongées ou dont le système nerveux ne possède plus que de faibles éléments de résistance.

En ne tenant pas compte de ces indications, on s'exposerait à provoquer l'apparition de l'état cachéctique, précurseur de nombreuses complications.

*
* *

Le professeur Trousseau, dans ses cliniques, après avoir repoussé les diverses explications données par les chimistes, à propos de l'efficacité des alcalins dans le diabète sucré, conclut en proclamant les avantages de la médication alcaline.

« Les alcalins, dit-il, sont d'une incontestable utilité dans le traitement du diabète sucré. Ils agissent en tant que modificateurs puissants de l'appareil digestif, dont ils régularisent les fonctions ; ils agissent non en guérissant le diabète, mais en replaçant les malades dans des conditions particulières de nutrition, en vertu desquelles la production anomale exagérée du sucre n'aura plus lieu. »

Et plus loin, l'illustre chef de clinique recommande l'usage des doses modérées et préconise l'exercice et l'hydrothérapie comme d'excellents moyens de stimuler les fonctions assimilatrices, en agissant sur les grands appareils de l'économie.

*
* *

L'exercice, la gymnastique thérapeutique, sont d'une telle utilité dans la glycosurie, que, quand il n'existe pas encore d'irrémédiables complications, tous les glycosuriques qui ont de la volonté, de l'intelligence et de la persévérance, guérissent, au dire du professeur Bouchardat, sans médicaments et avec la seule puissance de ces moyens hygiéniques.

Sous l'influence des mouvements rapides, une plus grande masse d'air est introduite dans les poumons.

Une quantité plus considérable d'oxygène est employée, il en résulte un surcroît de chaleur et de force ; cette chaleur et cette force nécessitent une consommation plus grande des matériaux alimentaires ; celui qui se prête le mieux à ces métamorphoses, c'est la glycose ; il est tout simple qu'étant détruite en plus grande proportion elle n'apparaisse plus dans les urines, et que l'on puisse, ainsi, utiliser une masse plus grande d'aliments glycogéniques.

Il paraît extraordinaire, de prime abord, d'ordonner à un homme qui a perdu ses forces de se soumettre à un travail pénible pour les récupérer ; mais l'expérience a prouvé que la dépense devient chaque jour plus fa-cile, non-seulement par l'habitude progressive, mais aussi par l'influence d'un régime bien réglé.

Nous n'avons pas besoin de dire que l'exercice, pour être profitable, doit être gradué : il faut éviter l'excès qui conduit à la prostration et qui recule la guérison.

* *

Quant aux douches, elles agissent en soutenant les forces, en augmentant l'activité fonctionnelle de tous les organes. L'action tonique, corroborante, reconstitutive de l'eau froide soutient les malades, alors même que le mal est profond.

Pour quelques diabétiques, de légères

modifications dans le régime suffisent avec l'exercice pour consolider la guérison; pour le plus grand nombre, de constants efforts sont nécessaires et trop souvent infructueux.

Les diabétiques devront éviter de prendre du lait; la lactine qu'il renferme produit ultérieurement de la glycose; on ne l'autorisera qu'individuellement et s'il est utilisé, chaque malade ayant son équation idiosyncrasique pour chaque aliment glycogénique en particulier.

Les vins de champagne et autres vins gazeux, les limonades, la bière nouvelle, le cidre et toutes les boissons qui contiennent de la glycose, de la dextrine ou des acides seront prohibés.

L'alimentation des diabétiques doit avant tout être azotée; mais elle ne sera réellement réparatrice que si l'équilibre physiologique n'est pas rompu : les corps gras qui s'associent très-bien à presque tous les aliments suppléeront les féculents comme éléments de calorification; les végétaux herbacés contribueront à animer l'activité de la digestion intestinale, habituellement amoindrie chez eux, à régulariser les selles, et à combattre hygiéniquement la constipation si commune dans cette maladie.

Les principaux légumes que nous permettons sont : les épinards, la chicorée, la laitue, les artichauts, les haricots verts, les salsifis, les cardons, les concombres, les choux de Bruxelles, les choux-fleurs, les choux ; les salades de cresson, de pissenlit, de romaine, d'escarolle, de barbe de capucin, de mache, etc. (l'huile entrera pour une large part dans l'assaisonnement.)

Il ne faudra user des asperges qu'avec modération.

*
* *

Nous avŏns nommé les corps gras : M. Claude Bernard (*Leçons de physiologie expérimentale*) a trouvé ce fait très-curieux, que sous l'influence d'une alimentation grasse, le sucre diminuait dans le foie, absolument de la même manière que si l'animal avait été mis à l'abstinence absolue, et il explique ce résultat en rappelant que les matières grasses sont exclusivement absorbées par les chylifères et qu'elles ne passent pas par le foie.

La graisse, quelle que soit la forme sous laquelle on l'administre, a, en outre, pour avantage, en se déposant au début dans les tissus, de pouvoir prévenir ultérieurement la transformation trop précipitée du diabète gras en diabète maigre, et de retarder par ce seul fait l'apparition de la période cachectique.

La susceptibilité de l'appareil digestif devra ici servir de pierre de touche : il faudra avant tout éviter le dégoût, maintenir les forces du malade et concilier dans ce but et dans les limites du possible, un régime tolérable, l'hygiène alimentaire et le goût du malade.

**

Le Dr Schultzen, de Dorpat (Russie), a conseillé la glycérine comme anti-diabétique, se basant sur ce fait que cet agent est un alcool triatomique susceptible d'être comburé totalement dans l'économie et d'agir à la façon des spiritueux, si usités dans le traitement du diabète, sans avoir aucun des inconvénients de ceux-ci.

Comme les glycérines les mieux épurées sont souvent mal tolérées par l'estomac, un chimiste-distillateur, M. Garnier, de Noyon (Oise), a eu l'idée de préparer avec de la glycérine des liqueurs et sirops dans lesquels il n'entre pas de sucre et qui sont ainsi pris avec un véritable plaisir.

Sans vouloir considérer ces préparations comme bien efficaces, je pense qu'on se trouvera bien de prendre un petit verre de liqueur à base de glycérine, après les deux principaux repas. On pourra également user du sirop étendu d'eau, pendant la journée.

*
* *

M. Bouchardat, croyant à la nécessité absolue de la privation des féculents, a, le premier, fait fabriquer du pain de gluten, qui ne contient que peu de fécule[1].

En se plaçant à ce même point de vue, on a plus tard employé le pain de M. Bérenger-Féraud, où le son entre dans une très-notable proportion, le biscuit d'amandes douces de Pavy, le gâteau de MM. Camplin et Prout, fait avec du son, des œufs, du beurre et du lait, les biscuits d'inuline de Kultz, le pain d'amandes de Seegen.

Toutes ces prescriptions témoignent qu'on a eu uniquement en vue la considération chimique, et qu'on a le plus souvent oublié la considération digestive, dont il faut tout d'abord tenir compte. Le pain de gluten peut diminuer, pour ainsi dire, mécaniquement,

---

1 Les pains de gluten du commerce renferment encore, d'après Boussingault, jusqu'à 40,2 p. 100 d'amidon. Les plus renommés sont ceux de Toulouse, de Paris, de Londres, de Copenhague et de Carlsbad.

la quantité de sucre contenue dans l'urine ;
mais il empêche parfois l'appétit de se relever ;
il concourt à éterniser des digestions défec-
tueuses, et par là à retarder des résultats
véritablement satisfaisants.

Pour peu qu'il existe du dégoût pour le
pain de gluten, je n'hésite pas à le remplacer
par la croûte de pain ordinaire, qui est beaucoup plus azotée que la mie, et lorsque l'état
de l'estomac en permet l'usage, je le restreins
le plus possible.

Il serait à désirer qu'on mit en pratique
l'idée jadis exprimée, de confectionner un
pain pétri avec l'eau d'une des sources de
Vichy. On obtiendrait ainsi un pain fort
agréable et fort utile.

* *

M. Mayet a fait des recherches intéressantes
(*De l'alimentation des glucosuriques.* —
Baillière, 1871) pour prouver qu'on avait
exagéré l'avantage qu'il y a à retrancher du
régime des diabétiques un certain nombre
d'aliments usuels ou de fruits, dont la privation est souvent fort pénible.

Un malade fatigué de faire usage du pain
de gluten pourrait, d'après M. Mayet, varier
son régime, sans changer le résultat final de

sa digestion, en se contentant de manger 100 grammes de pain ordinaire au lieu de 150 grammes environ de pain de gluten. Si, à une quantité donnée de pain, il voulait substituer la pomme de terre, il pourrait en manger, lorsqu'elle est cuite au four ou à l'étouffée, trois fois plus que de pain ; et comme la pomme de terre exige, pour être transformée en purée, environ un poids d'eau égal au sien, c'est donc 600 grammes de purée de pommes de terre qu'il faudrait manger pour faire l'équivalent de 100 gram. de pain.

Le riz, qui retient beaucoup d'eau à la cuisson, nous présente un chiffre bien plus élevé encore, puisqu'il n'en faut pas moins de 625 grammes pour fournir la même quantité de sucre que 100 grammes de pain.

Il en sera de même des haricots, des lentilles, des carottes cuites et des navets, qui contiennent pourtant du sucre tout formé. Il faut six ou sept fois autant de ces racines cuites dans leur jus que de pain pour produire la même quantité de sucre.

Si quelques fruits très-sucrés, comme les figues, les raisins, certaines espèces de cerises, de prunes, et particulièrement ces mêmes fruits à l'état sec, ne doivent entrer qu'avec ménagement dans le régime des diabétiques, une certaine tolérance pour la plupart des autres, qui ne contiennent guère que le dixième de leur poids de sucre, ne constituerait pas un écart de régime susceptible d'avoir sur la marche de la maladie une influence fâcheuse bien considérable.

*
* *

La privation même très-rigoureuse des féculents, ne saurait constituer une médication vraiment héroïque, puisque, quelle que soit la nature de l'alimentation, chez les herbivores aussi bien que chez les carnivores, pendant l'abstinence, pendant la digestion et même pendant la fièvre, le sang renferme toujours *à peu près* les mêmes proportions de sucre. (C. Bernard.)

Si le traitement du symptôme devait passer avant celui de la maladie elle-même, on devrait aussi supprimer les substances azotées qui servent également à la formation du glycogène. Elles se transforment plus difficilement en glycogène que les substances féculentes, c'est vrai, mais enfin elles subissent cette métamorphose.

Ce serait donc une illusion que de compter, avec une foi absolue, sur la suppression des

produits farineux et sucrés : il y a là assurément une indication thérapeutique considérable ; mais rien de plus. L'essentiel est
d'attaquer le mal dans ses racines, de viser la
cause pathologique.

Ces observations s'adressent surtout aux
diabétiques qui s'étonnent que les résultats
obtenus ne soient pas toujours proportionnés
aux privations qu'ils s'imposent, à ceux qui
se laissent décourager lorsque leurs espérances
ne se réalisent pas de tous points.

Avec un peu moins d'exagération, on évite-
rait tous ces désenchantements.

**
**

Après ce qui précède, on ne s'étonnera pas
de nous entendre dire qu'il nous répugnerait
d'être aussi exclusif que le professeur Cantani,
et de soumettre, pendant des mois entiers nos
malades, à la *diète carnée grasse rigoureuse.*

Avec le régime de M. Cantani, le malade
ne mange absolument que de la viande ou
des graisses à tous les repas.

Comme boisson, il n'y a de permis que l'eau
pure, l'eau de seltz artificielle et la limonade
lactique après les repas (5, 10, 15, 20 gram.
d'acide lactique pur par litre d'eau).

Le reste est rigoureusement défendu. Avant de revenir à un régime mixte déjà très-sévère, il faut que le sucre ait disparu depuis deux mois, etc.

Le professeur Cantani rapporte, dans son ouvrage, 52 cas de guérisons obtenues par d'autres que par lui, d'après sa méthode, et 73 observations qui lui sont personnelles et qu'il considère comme des succès, soit en tout 125 résultats favorable, en quatre ans.

Voici comment se décomposent les soixante-treize cas de diabète que nous venons de signaler :

1° Trente cas dont la guérison ne s'est pas démentie ;

2° Trois cas dans lesquels les malades sont morts, par le fait d'une maladie intercurrente, plus d'un an après être revenus à l'alimentation mixte ;

3° Vingt-cinq cas, dans lesquels les malades ont été perdus de vue, après être restés notoirement sains *pendant très-longtemps ;*

4° Sept cas, où il y a eu rechûte, puis nouvelle guérison ;

5° Quatre cas, guéris *depuis peu ;*

6° Deux cas d'intermittence ; le diabète reparaît quand le malade abuse des douceurs ;

7° Deux cas de mort, à la suite d'un abus prématuré des aliments prohibés.

Vraiment, est-il permis de considérer ces six dernières séries comme si encourageantes. Je ne veux pas mettre en doute la guérison des trente premiers malades, bien que je ne puisse me défendre d'une certaine défiance, en voyant que notre confrère ne garantit nullement l'avenir et refuse de tenir compte des récidives mêmes prochaines.

Une nouvelle atteinte de la maladie survenant, à courte échéance, pour n'importe quelle cause, est bien propre a faire douter de le disparition du processus morbide : c'est déjà beaucoup qu'il puisse sommeiller et perdre momentanément de son intensité.

C'est une erreur de croire que le diabétique ait besoin de manger beaucoup de viande; il faut avant tout qu'il digère et qu'il assimile, et une légère métilurie est préférable à la dénutrition qu'amène un régime que le patient ne supporte qu'avec répugnance.

Il est possible que dans le pays du macaroni, on s'accommode pendant six et neuf mois du régime énoncé plus haut : les tubes digestifs de France sont beaucoup moins tolérants !...

Par contre, je conseille volontiers le thé,

le café ([1]), pris sans sucre, les alcools de bonne provenance et tous les stimulants qui animent les forces, surexcitent l'énergie morale, combattent la somnolence et l'engourdissement.

L'oxygène administré en inhalations agit comme dans toutes les maladies caractérisées par un défaut d'oxydation, en se fixant sur les globules et ensuite en agissant sur les substances dissoutes dans le sang.

Les bains de vapeurs humides sont utilisés dans les cas de diabète survenu chez un sujet dartreux, lorsque la peau se couvre de furoncles et d'autres éruptions ou qu'il existe un œdème albuminurique.

Les bains d'air chaud sont employés de préférence chez les diabétiques goutteux ou rhumatisants.

La nécessité de produire de la chaleur par le travail corporel et de ne point endurer de refroidissements non suivis de réaction, est absolue. Nous appelons tout spécialement l'attention des malades sur ce point.

Enfin, il faudra écarter les soucis, les préoc-

---

(1) Les infusions de thé et de café font baisser le chiffre de l'urée et s'opposent par conséquent à la transformation des substances azotées en glycogène et en sucre.

cupations tristes, la contention d'esprit, les occasions de colère et d'irritation.

Les modificateurs les plus divers ont été ordonnés dans le diabète. Parmi les plus importants, il faut citer l'opium et la morphine. L'état des malades décide de l'opportunité du quinquina, des amers, des ferrugineux et des autres médicaments, qui viennent utilement en aide au traitement thermal ou sont destinés à prévenir les récidives, lors que ce traitement est suspendu.

***

Les analyses chimiques sont généralement confiées à des pharmaciens qui les font habilement. Je n'ai dònc pas besoin de décrire les moyens propres à déceler et à doser le sucre contenu dans les produits excrémentitiels ; mais je tiens à rappeler quelques points qui sont d'une grande importance :

1° Le dosage devra toujours porter, soit sur l'urine de la journée, soit sur l'urine rendue à la même heure, le matin par exemple. Cette recommandation repose sur ce fait que l'urine de la digestion est beaucoup plus sucrée, ou *seulement* sucrée, tandis que celle rendue à un moment éloigné du repas, ne contient que peu ou point de glycose. C'est ce qui arrive surtout dans les cas de glycosurie *intermittente*.

2° Jamais on ne doit se servir de liqueur de Fehling trop ancienne : elle peut être altérée et donner un précipité de sous-oxide de cuivre par la simple ébullition.

La nouvelle formule de la liqueur de Fehling soumise à l'académie par M. P. Lagrange :

Tartrate neutre de cuivre.....	10 gr.
Soude caustique pure........	400
Eau distillée..............	500

a la propriété, dit-on, de se conserver plus longtemps et d'être inaltérable à l'ébullition.

3° Nous repoussons les dosages faits par les malades eux-mêmes : leur moral se laisse trop facilement influencer et il faut éviter toutes les causes de dépression.

*
* *

Quelques mots pour terminer, sur le nouveau mode de traitement abortif de l'anthrax, préconisé naguère par M. Jules Guérin, devant l'académie de médecine (Séance du 12 sept. 1876).

Pour cet honorable académicien, l'anthrax véritable est toujours le résultat d'un état général, d'une sorte d'affection préalable de toute l'économie, dont la localisation, comme une sorte de jetée éruptive aiguë, se présente avec des caractères, une marche, trahissant la nature à part du principe localisé.

Je lui laisse la parole :

« La cause de cette malignité, dit-il, réside principalement dans le fait d'une altération septicémique de la matière qui constitue le noyau ou bourbillon de l'anthrax. Cette matière acquiert, par sa décomposition ou sa fermentation au contact de l'air, des propriétés septiques qui la transforment en un véritable poison, lequel, transporté par l'absorption dans les voies circulatoires, devient une source d'infection générale pour l'économie. Ainsi donc, n'admettant d'autre origine du véritable anthrax, que la localisation d'un principe général diathésique qui vient se déposer dans les mailles du derme, le danger qui caractérise la maladie naît tout à la fois de la nature de la substance excrétée et de l'altération consécutive de cette substance au contact de l'air ; et finalement, de l'absorption de cette substance.

Partant de cette idée que tous les accidents qui constituent et caractérisent la malignité accidentelle de l'anthrax sont le résultat de l'absorption des liquides septiques contenus au foyer de cette tumeur, l'indication à remplir est, d'une part, de prévenir et de neutraliser la décomposition septique des noyaux ou bourbillons de l'anthrax, et, d'autre part, d'arrêter au passage la matière décomposée en vue de prévenir l'antoxication locale et générale.

Logiquement et méthodiquement, il faudrait remplir d'abord la première indication : prévenir la formation du poison. Mais pratiquement, c'est par la seconde qu'il faut commencer. Que le poison existe ou qu'il n'existe pas encore, l'important est de lui couper le chemin ; circonscrit dans son foyer, on a le temps ensuite de le détruire sur place.

Or, le moyen d'arrêter d'emblée l'évolution de la maladie et de la localiser, c'est d'appliquer sur l'anthrax, sur sa zone la plus enflammée, même au sommum de cette inflammation, un large vésicatoire percé à son centre, pour permettre à un topique approprié de neutraliser le germe septique en même temps qu'on empêche sa dissémination.

Cette application a pour effet immédiat d'enrayer tous les accidents, de calmer la douleur, de changer la consistance de la tumeur, de lui enlever sa résistance, sa rougeur, en un mot d'en faire une tumeur absolument bénigne et inerte dont l'énucléation, s'il y a lieu, favorisée par les moyens ordinaires, s'exécute sans qu'il soit besoin de recourir à l'action du bistouri.

J'ajouterai néanmoins, qu'au cas ou l'élimination des bourbillons terminée, il reste comme il arrive fréquemment une excavation profonde, il est utile d'en badigeonner le fond avec une solution d'azotate d'argent en vue de provoquer l'oblitération des orifices vasculaires béants à la surface de l'excavation et de prévenir l'absorption du liquide altéré. J'ajouterai que pour que la médication ait son effet, il faut que l'application du vésicatoire ait lieu à la première période de l'anthrax et soit prolongée jusqu'à la vésication, c'est-à-dire jusqu'au soulèvement de l'épiderme et la formation de l'ampoule. En preuve de cette nécessité et de la réalité de l'effet produit par le vésicatoire, j'ai observé que toutes les fois qu'une partie de la tumeur a échappé à son action, elle reste dure et rénitente à côté des autres parties devenues molles et indolores.

Il me resterait à donner, suivant la coutume, une série d'observations à l'appui et comme confirmation des idées et de la méthode exposées dans cette note. Cette confir-

17

mation pratique, tout le monde peut l'obtenir d'emblée ».

En résumé, le vésicatoire, pour M, Guérin, a pour action d'arrêter la résorption, de donner issue au liquide morbide, de dégorger les parties qu'il a envahies et d'en opérer la déturgescence et la détente. C'est imbus de cette idée qu'il l'emploie usuellement et avec succès, partout où une tuméfaction inflammatoire se développe autour d'un point suppuré, ou autour d'un principe morbide déposé.

Nous souhaitons que désormais ce traitement abortif de l'anthrax puisse nous affranchir du concours du bistouri.

DE LA GOUTTE

Tout le monde sait que la goutte est la maladie des riches, qu'elle a des affinités.électives pour les petites articulations, provoque autour des jointures des concrétions et donne lieu à des troubles variés, surtout du côté des fonctions digestives.

Nous ne décrirons pas l'accès de goutte, ni les symptômes prémonitoires de l'attaque aiguë, franche, avec ses intolérables souffrances et ses phénomènes inflammatoires : la goutte chronique seule nous intéresse et nous allons tâcher de la découvrir sous ses accidents les plus ordinaires, comme sous ses manifestations les plus obscures.

La diathèse goutteuse peut en effet se dissimuler sous les états les plus disparates en apparence : ce sont des viscéralgies nombreuses, parmi lesquelles il faut citer celles qui sont fixées sur les voies digestives, sur les voies urinaires ; ce sont des névralgies, des vertiges, des migraines, l'asthme, les hémorrhoïdes, certaines formes d'eczéma, etc.

La gravelle urique est le *symptôme* le plus fréquent de la goutte.

Les manifestations articulaires ne sont dans bien des cas qu'une sorte de phénomène critique, jugeant temporairement la maladie, qui, depuis longtemps, avait manifesté sa présence sur divers points ; il y a d'abord altération des fonctions de nutrition, consécutivement production en excès d'acide urique et seulement, après un certain temps, accumulation par insuffisance d'épuration rénale.

Les reins ne sont pas malades, dès la période initiale de la goutte ; ils fournissent, au contraire, un travail au-dessus de leurs forces et ce n'est que plus tard, par cet excès même de travail, dans un milieu vicié, qu'ils subissent des lésions plus ou moins profondes.

La goutte, nous l'avons déjà laissé à entendre, peut se larver sous les manifestations les
plus singulières ; toutes les muqueuses peuvent
subir l'influence de la diathèse. Ces manifestations vers l'estomac, la vessie, les bronches,
etc., se traduisent d'abord par un trouble
fonctionnel, et plus tard, par une altération
des tissus. Comme elles surviennent dans
bien des cas, longtemps avant la première attaque articulaire, ou pendant le long intervalle qui peut séparer deux attaques, elles
peuvent, chez des personnes prédisposées par
l'hérédité ou le régime, permettre de diag-
nostiquer la goutte à sa période de formation.

Ces affections, sont encore utiles à connaître
au point de vue du traitement. Les remèdes
spéciaux peuvent, en effet, échouer là où le
traitement de la goutte réussit rapidement.
(L. Charreyron. *Des manifestations de la
goutte, 1876*).

* *

La dyspepsie est quelquefois la seule ré-
vélation appréciable de la goutte ; dans d'autres cas, elle alterne avec différents accidents
et fait alors partie des nombreux troubles
de santé, connus sous le nom de goutte larvée.
L'estomac, pour peu qu'il soit déjà malade,

offre peu de résistance au mal et se trouve comme préparé à subir les dérivations de la goutte. Les digestions deviennent lentes, difficiles ; elles s'accompagnent de flatulence, d'éructations acides, de vertiges, de défaillances, de diarrhées persistantes, etc.

La précipitation de la cholestérine, d'où la fréquence des calculs biliaires et des coliques hépatiques chez les goutteux, paraît être occasionnée par l'état catarrhal de la muqueuse des voies biliaires.

La dyspnée, la toux, l'asthme ont été considérés comme des complications de la goutte chronique ; la diathèse entraînerait une disposition aux congestions sécrétoires.

La goutte enfin fait encore sentir son influence sur les muqueuses génito-urinaires, sur la congestion hémorrhagipare menstruelle, sur la conjonctive, etc.

Dans les familles des goutteux on voit souvent, dit M. Galtier-Boissière, ceux qui ne souffrent pas de la goutte, être atteints, l'un, d'asthme humide, l'autre, d'érysipèles périodiques ; celui-ci d'une affection du foie avec des calculs biliaires ; celui-là de gravelle rouge. Il en est d'hypochondriaques, atteints par des migraines affreuses, des maladies de peau, etc.

***

Nous n'insisterons pas sur ces faits; car nous sommes de ceux qui pensent qu'il y a des restrictions à faire sur les prétendues manifestations de la goutte interne. Que les affections intercurrentes soient modifiées par la diathèse, c'est incontestable; mais on ne saurait pour cela les considérer comme de nature goutteuse. Les affections survenant chez des malades déjà épuisés, présentent toujours un caractère plus grave que lorsqu'elles apparaissent chez un individu indemne et bien portant.

***

Sous l'influence de la goutte, il se produit une sorte de déchéance organique, un abaissement général de la force de résistance, qu'une économie saine et robuste oppose aux atteintes extérieures. Les moindres causes peuvent tirer brusquement la diathèse de son état latent : les lésions traumatiques, en particulier, peuvent non-seulement amener un accès, mais encore sa localisation, sous forme de concrétions tophacées. Ce qui arrive pour la goutte se présente aussi, parfois, pour les autres diathèses : un enfant scrofuleux se fait mal au genou et l'inflammation scrofuleuse de l'articulation se montre ; une personne pré-disposée au cancer reçoit un coup sur le sein et la tumeur maligne évolue aussitôt. Il ressort de ces faits que la nutrition dans la santé ordinaire est de telle sorte équilibrée, que s'il existe quelque prédisposition diathésique bien marquée, le plus léger trouble peut faire apparaître la diathèse ou donner à la maladie un cachet spécial.

Sans entraîner une attaque proprement dite, un traumatisme peut produire, chez les malades prédisposés, de la raideur articulaire, des douleurs paroxystiques et persistantes. Elles pourront souvent aider à asseoir le diagnostic, pour peu surtout que le malaise se prolonge, en l'absence de fièvre et de chaleur dans l'articulation.

*
* *

La diathèse goutteuse est dominée par la prédisposition héréditaire. Elle se développe, dans ce cas, indépendamment des tempéraments, des constitutions, et même chez des individus que leur position sociale et leur genre de vie sembleraient devoir mettre le plus à l'abri de ses atteintes.

La goutte acquise, au contraire, affecte

plus spécialement certains sujets, tels que les gens pléthoriques, gros mangeurs, portés à l'obésité et adonnés à une existence oisive et plantureuse.

Les exceptions ne sont cependant pas très-rares.

La goutte est la maladie de la virilité : elle ne se déclare guère avant trente ou quarante ans. Elle semble être l'apanage presque exclusif du sexe masculin.

L'enfance et la première jeunesse des goutteux jouissent d'une espèce d'immunité et cela tient probablement à ce que le système nerveux dont l'action est à cet âge à son summum d'activité, tient presque tous les autres systèmes sous sa dépendance. Les fonctions respiratoire et circulatoire surexcitées encore par un exercice incessant, sont également très-actives et conséquemment, les combustions organiques, plus complètes aussi, doivent s'opposer à la formation de l'acide urique. En outre, les matériaux azotés fournis par l'alimentation sont, pour la plus grande part, dépensés au profit de la croissance.

**

L'influence prolongée du plomb prédispose

à la goutte. On a même donné une description spéciale de la goutte saturnine (Halma
Grand. Th. Paris, 1876). Sa marche est rapide ; elle produit des tophus et des déforma-
tions dans un espace de temps beaucoup plus
restreint que la goutte vraie. Sa production
et son passage plus prompt à l'état chronique proviennent vraisemblablement de la
rétention de l'acide urique dans l'organisme.

*
* *

Les causes de la formation en excès de l'u-
rate de soude dans le sang ont reçu l'explication suivante : les aliments albuminoïdes sont
brûlés dans l'organisme, par le fait des combinaisons chimiques qui aboutissent à l'assimilation et à la désassimilation. Lorsque la
substance albuminoïde a fini son rôle dans
les tissus, lorsqu'elle a été usée, pour ainsi
dire, soit par le simple mouvement nutritif
nécessaire à la conservation de la vie, soit par
la production du travail musculaire, elle arrive à son maximum d'oxydation, se sépare
de l'élément, puis se retrouve dans le sang
sous forme d'urée. Mais si, d'une part, l'apport des substances albuminoïdes a été considérable ; si, d'autre part, l'individu n'a pu

consommer ces substances, soit par l'énergie de sa nutrition, soit par des travaux en rapport avec la quantité des matières absorbées, la combustion organique aboutit alors à un produit moins oxydé, qui est l'acide urique.

L'urée est très-soluble et s'élimine facilement avec l'urine, tandis que l'acide urique, soluble seulement dans 12 ou 15,000 parties d'eau froide, tendrait à se précipiter, s'il ne rencontrait dans le sang une base, la soude, avec laquelle il forme un composé un peu plus soluble, l'urate de soude ; cette dernière substance ne filtre pas encore assez facilement, ni assez rapidement à travers le rein, dont elle engorge souvent les canalicules, ce qui est une cause de plus de la rétention dans le sang.

Lorsque l'urate dépasse une certaine proportion, il se dépose dans les tissus de moindre vascularité, tels que les carticalages et les tissus fibreux, et donne ensuite lieu aux divers désordres de la goutte.

La maladie provient donc d'un défaut de dépense, l'organisme se trouvant trop riche en matières albuminoïdes.

On a fait remarquer avec raison que l'agent des productions tophacées fait complètement défaut chez le rhumatisant, tandis

que le sang des goutteux est surchargé
d'urates, dont on peut facilement constater
l'existence. C'est sur ce fait que s'appuient les
médecins (Garrod, Ranke, Charcot, etc.) qui
n'admettent pas l'identité de ces deux maladies, ou du moins qui ne les considèrent pas
comme les deux grandes manifestations, les
deux embranchements particuliers de l'*arthritisme*.

*
* *.

Une nouvelle preuve que le rhumatisme et
la goutte, loin d'être congénères, diffèrent
essentiellement, c'est que le rhumatisme
n'exclut pas le développement ultérieur de
la diathèse urique. Et puis, l'urate de soude
peut se déposer en abondance dans l'épaisseur des tissus articulaires, sans qu'aucun
signe le révèle à l'extérieur. Il est même probable qu'on a dû faire bien des erreurs de
diagnostic, en négligeant l'analyse du sang, et
que nombre d'accès de goutte généralisée ont
dû être pris pour des attaques de rhumatisme
articulaire.

Ce fait, à lui seul, porte une certaine
atteinte aux prétendues transformations hé-
réditaires du rhumatisme et de la goutte : —
Vous prétendez que ces deux maladies se

métamorphosent réciproquement l'une dans l'autre. Etes-vous bien sûr que ce rhumatisant qui a engendré des goutteux, fut réellement un rhumatisant? — Vous êtes-vous assuré que ce goutteux ait vraiment engendré un rhumatisant? — Sachez donc attendre et peut-être, après des accès répétés, les concrétions uratiques deviendront assez apparentes, pour dissiper tous les doutes sur la nature de la maladie. (Garrod. *Traité de la goutte,* p. 190.)

Je n'insiste pas sur ces subtilités, d'autant que les déductions des partisans de la substitution régressive, du dualisme arthritique, pêchent essentiellement par la base.

On sait, en effet, qu'un dartreux, un herpétique, peuvent engendrer un goutteux ou un rhumatisant; il faudrait alors logiquement considérer l'herpétisme comme un embranchement de l'arthritis.

* *

A mesure que la goutte s'invétère, les dépôts d'urate de soude s'accroissent, tant à l'intérieur qu'au voisinage des articulations; celles-ci, par suite, deviennent rigides et se déforment; enfin l'élimination rénale se montre de moins en moins active.

Sydenham pensait que, plus violente est l'inflammation goutteuse, plus courts sont les accès et plus longs les intervalles qui les séparent. Il est possible que « la nature ait le privilége de se débarrasser de la matière peccante de la goutte à sa propre façon, en la déposant dans les jointures, et l'éliminant ensuite par la transpiration insensible, » mais l'action destructive des accès contre-balance leur influence salutaire, car, à chacun de leurs retours, il y a formation d'un nouveau dépôt d'urate de soude, qui, désormais, pourra agir à la manière d'un corps étranger et devenir la cause de nouveaux désordres.

Dès lors, on doit se proposer pour but, non pas de provoquer l'apparition des accès, ainsi qu'on l'a quelquefois conseillé, mais, au contraire, de prévenir autant que possible l'altération du sang, et de diriger l'élimination du principe morbifique sur des voies autres que les surfaces articulaires.

Ce but est atteint par les alcalins, bien supérieurs en cela à une foule de médicaments fort vantés « dont les effets, d'après Cullen, sont toujours transitoires et rarement suivis d'un changement durable dans l'économie. »

Les eaux alcalines en général, celles de Vichy en particulier, n'ont nullement la prétention de guérir radicalement les formes chroniques de la goutte, surtout lorsque les jointures sont déformées et que les concrétions tophacées ont pris un grand développement ; mais c'est déjà beaucoup qu'elles puissent procurer du soulagement, rendre la vie supportable, s'opposer à l'accroissement progressif des altérations qui ne manquent presque jamais de se produire lorsque la maladie est abandonnée à elle-même, et surtout lorsqu'elle est traitée sans méthode.

**
*

La médication par les eaux de Vichy ne peut rien ou presque rien contre les lésions chroniques issues de fluxions goutteuses répétées, épaississement des tissus fibro-synoviaux, raideurs articulaires, atrophie ou hypertrophie des muscles correspondants ; les bains stimulants des stations sulfureuses conviennent seuls dans ces cas ; mais cette même médication exerce une heureuse influence sur l'état général des malades, en même temps qu'elle apporte une atténuation aux manifestations goutteuses. Elle accroit l'activité des organes de l'excrétion rénale et prévient les fâcheux effets de l'urate de soude, en empêchant que ce sel ne se dépose dans les tissus.

Elle donne les meilleurs résultats lorsque le sujet est robuste et bien constitué, lorsque la maladie paraît dépendre de la production exagérée de l'acide urique, plutôt que de l'élimination insuffisante de cet acide, dans les cas .enfin, où les fonctions du foie et celles des organes digestifs sont particulièrement affectées.

L'emploi des eaux de Vichy à l'intérieur n'est à redouter que lorsque l'organisme est déjà affaibli, et aussi dans les cas où des dépôts d'urate de soude se sont formés hâtivement sur .les jointures, ainsi qu'à la surface du corps.

Les eaux doivent être administrées aussi loin que possible des accès passés et des accès futurs.

*
* *

Les dermatoses de nature goutteuse ou dont le développement se lie à un excès d'acide. urique dans le sang, eczéma, prurigo, psoriasis, toutes les affections croûteuses, bullo-lamelleuses, que l'on peut rattacher à l'uricémie, sont conséquemment susptibles d'être modifiées par les eaux de Vichy. Ceci revient à dire qu'en combattant la cause, on supprime l'effet, l'affection cutanée n'étant qu'une portion de la maladie.

Il serait superflu de combattre les manifestations extérieures de la maladie, si on ne
l'attaquait pas dans sa base, dans l'intimité
des tissus.

*
* *

Ce n'est que par une médication essentiellement discrète que l'on pourra modifier la
constitution et retarder le retour des accès,
devenus en même temps plus bénins.

On ne doit point espérer d'annihiler l'élément goutteux par la continuité, la répétition fréquente du traitement alcalin : l'abus
serait plus nuisible qu'utile.

De toute façon, la goutte acquise offrira
moins de résistance à l'action des eaux que la
goutte héréditaire.

*
* *

Les précautions que nous venons d'indiquer sont faites pour rassurer les appréhensions des esprits timorés qui considèrent
comme périlleuse la médecine des eaux : ces
craintes ne seraient fondées que si la prudence
cessait d'être le fondement de la pratique
thermale.

Les statistiques sont fort encourageantes
et doivent donner pleine assurance au malade
et au médecin.

*

Le Dr Prunelle défendait les bains, non-seulement les bains d'eau minérale, mais encore d'eau douce, dans la goutte articulaire, quelle que fût sa forme, aigüe ou chronique. Il se bornait à prescrire l'eau en boisson, à doses modérées, pour combattre les manifestations de la diathèse qui pouvaient survenir du côté du tube digestif et du côté des voies urinaires.

*

Il y a là peut-être un excès de précaution qui dépasse le but: notre avis est qu'un ou deux bains de courte durée par semaine, ne peuvent que seconder le traitement interne.

Dans la goutte chronique, le régime devra avoir pour objectif de soutenir les forces du malade, la réparation quotidienne de l'organisme étant proportionnée aux pertes quotidiennes qu'il éprouve. Il importe beaucoup d'éviter tous les mets indigestes, particulièrement ceux qui contiennent des acides libres. Les viandes faciles à digérer, telles que le mouton, le bœuf de bonne qualité, la volaille, pourront être permises; il en est de même des poissons à chair blanche, comme la

18

morue, la sole et le merlan. Au contraire, il
faut proscrire le saumon, le porc, les viandes
salées, le fromage, les légumes crus, les mets
fortement assaisonnés et les sauces relevées
de goût, qui seraient propres à déterminer
de la dyspepsie.

On permettra aussi, mais en quantité modérée, les pommes de terre, qui ont l'avantage
de fournir au sang les principes constituants
nécessaires à sa composition normale, ainsi
que les légumes cuits, les navets et les carottes.

Tous les fruits à noyaux, les pommes, les
poires, doivent être défendus, à moins qu'ils
ne soient cuits ; mais on laissera manger des
groseilles, du raisin, des oranges, pourvu
que ce soit avec modération.

Les fruits acidulés doivent leur efficacité
aux sels alcalins qu'ils contiennent. Ces sels,
décomposés dans le sang, sont éliminés dans
les urines, principalement sous la forme de
carbonate de potasse, et activent ainsi les
fonctions rénales. (Garrod, p. 518.)

Les goutteux pourront prendre du vin,
mais en petite quantité ; elle sera subordonnée
non-seulement à la nature du vin, mais encore
à l'âge, aux forces du malade, ainsi qu'aux
autres circonstances relatives à sa constitution.

Les raisons qui font condamner l'usage des diverses espèces de bière sont encore plus puissantes que celles qui font proscrire les vins. (Garrod, p. 520).

Il est des cas où le changement complet de résidence et le séjour dans un pays chaud ont pu empêcher définitivement le retour de la goutte.

Il ne faudra pas non plus négliger les fonctions de la peau, la recouvrir chaudement et activer ses sécrétions, procurer aux malades la tranquillité d'esprit la plus complète et ne négliger aucun des moyens que peut fournir l'hygiène.

***

En prescrivant un régime sobre, nous recommandons de ne rien exagérer dans ce sens, car la goutte est une maladie très-débilitante, et un régime trop sévère pourrait n'avoir d'autre effet que de favoriser le développement du mal, en diminuant la résistance du malade.

Au dire de Réveillé-Parise, le goutteux ne doit pas se croire assujetti aux prescriptions hygiéniques, même au prix des plus cruelles privations. Cette méticuleuse défiance de tous les plaisirs a ses inconvénients aussi bien que ses avantages. Le point essentiel pour le goutteux, quand il s'agit de régime, est de saisir le moment, l'à-propos de se laisser-aller, et surtout le degré de ce qu'il peut se permettre.

L'exercice énergique est la pierre angulaire de la prophylaxie de la goutte et de la gravelle : Boerhaave fait choix, pour les goutteux *valides,* des exercices les plus énergiques, et il exige qu'on les continue avec persévérance.

Pour Sydenham, la base du traitement de la goutte, c'est l'exercice. Avec la haute raison qui caractérise cet éminent observateur, il préfère dans cette maladie les moyens hygiéniques aux drogues les plus vantées.

C'est aussi l'avis du professeur Bouchardat : « J'ai dirigé, dit-il dans son annuaire, la santé de plusieurs goutteux, et je suis convaincu que, lorsqu'ils sont encore valides, rien n'est meilleur pour eux que les pratiques de l'entraînement bien dirigées, avec la modification de leur permettre assez d'eau pour que la quantité d'urine évacuée en vingt-quatre heures ne soit pas moindre d'un litre et quart. »

*
* *

La goutte a été et sera toujours une mine féonde pour le charlatanisme : les substances les plus extravagantes ont été et sont encore préconisées à la quatrième page des journaux.

Nous ne terminerons pas sans dire un mot du colchique.

On a cherché à savoir quel était le mode d'action du colchique ; on a dit qu'il agissait à la manière des sédatifs du système vasculaire, qu'il avait une action particulière sur le tube digestif, sur les reins et la sécrétion urinaire, qu'il favorisait la destruction de l'acide urique accumulé dans le sang et en provoquait l'élimination, qu'il exerçait une influence spéciale sur les tissus impliqués dans l'inflammation goutteuse, particulièrement sur les ligaments articulaires et sur les cartilages, etc., etc., mais toutes ces opinions sont discutables. Ce qui ne l'est pas, c'est l'action puissante et favorable du colchique sur l'évolution de l'inflammation goutteuse.

Ajoutons, cependant, que les arguments invoqués jusqu'ici pour mettre en évidence l'influence salutaire du colchique sur les symptômes les plus pressants de la goutte, ne vont pas jusqu'à démontrer que les effets ultérieurs de ce médicament soient inoffensifs. (Garrod, p. 448.)

Dans ses leçons cliniques, Todd a signalé

les effets nuisibles du colchique. Suivant lui, le colchique abrège, il est vrai, la durée des accès, mais il a pour effet de diminuer les intervalles qui les séparent.

Certains faits, d'une part, et de l'autre des autorités considérables, portent à croire que le colchique administré dans l'intervalle des accès de goutte, et principalement lorsque les symptômes prémonitoires commencent à se manifester, a le pouvoir d'empêcher le développement des paroxysmes.

Malgré tout, le colchique n'est point un spécifique de la goutte, et notre pénurie thérapeutique n'en rend que plus précieuse la médication alcaline, qui, du moins, enraye les progrès du mal, si elle ne les arrête pas complétement.

CHLOROSE

La chlorose *peut dériver* de toutes les causes qui troublent les fonctions nutritives ou qui gênent l'évolution organique. Nous signalerons plus particulièrement : les erreurs dans le régime alimentaire, l'absence de soleil, l'impureté de l'air, l'insuffisance des actions musculaires, leur exagération qui entraîne des métamorphoses spoliatrices, dispropor-

tionnées aux ressources de l'économie, l'activité immodérée des centres nerveux dans
l'exercice des facultés intellectuelles ou affec-
tives, etc.... Tous les épuisements de l'organisme qui viennent d'une réparation insuffisante ou d'une exagération des actions
organiques, peuvent, *chez les sujets prédisposés*, devenir la cause occasionnelle de la
chlorose.

On a voulu faire de cette maladie une cachexie, une affection nerveuse, une irritation
spinale ; Virchow l'a considérée comme une
affection constitutionnelle organique due à
une diminution du calibre des vaisseaux par
rapport au reste du cœur et à une dégénérescence graisseuse de la tunique interne.
S'il y avait une altération réelle, jamais aucun
chlorotique ne pourrait guérir, et tout le
monde sait qu'il en est heureusement autre-
ment.

Au lieu d'aller chercher bien loin, il serait
bien plus simple de s'en tenir aux causes em-
piriques, que nous avons énumérées plus
haut.

*
* *

Parmi les différentes circonstances empruntées à l'ordre moral, qui peuvent entraîner à

leur suite les manifestations de la chlorose,
nous insisterons plus particulièrement sur les
excitations sexuelles précoces, les passions
hâtives et profondes, les désillusions, les lec-
tures romanesques, les préoccupations de
toute nature, etc.... Plus privilégiées au point
de vue hygiénique, que dans la classe ouvriè-
re, les femmes du monde sont victimes de
l'ennui, d'unions mal assorties, du manque
d'exercice et des veilles prolongées. Toutes
ces conditions rétablissent bien vite le niveau
que les distances sociales avaient élevé à leur
profit.

* *

Une lésion organique latente peut donner
lieu à la chlorose : c'est ainsi qu'il faut songer
à l'existence de tubercules, dans toutes les
formes tenaces et tardives, sans prédominance
de symptômes nerveux, se traduisant simplement par de l'aménorrhée, par un amoindrissement de l'individualité, etc....

La scrofule et l'arthritisme impriment un
cachet personnel à la maladie qui nous occupe, lui donnent une physionomie particulière :
c'est ainsi que, dans la chlorose, qu'on pourrait
appeler arthritique, les troubles nerveux sont
très-accentués ; le retour de l'époque men-

struelle amène une explosion de phénomènes
névropathiques. M. Pidoux, selon une expression fort ingénieuse, a considéré comme de
véritables migraines utérines, les coliques utérines, compliquées dans certains cas de phénomènes hystériques, qui se manifestent avec
une grande violence à chaque époque catamé-
niale.

L'élément catarrhal domine dans la diathèse
strumeuse ; l'abondance de la leucorrhée est
excessive et agrave encore les désordres de la
nutrition ; la pâleur et la flaccidité des téguments s'accentuent, les forces diminuent, la
circulation devient de plus en plus irrégulière
et augmente encore le refroidissement des
extrémités.

**
*

La chlorose ne dépend pas exclusivement
des fonctions de puberté, comme on se le
figure trop souvent. Bien qu'il y ait identité
de lésions, des différences réelles séparent également, au point de vue étiologique, cet état
et l'anémie proprement dite. Si l'anémie a le
plus souvent des causes tangibles, c'est le contraire pour la chlorose ; l'une résulte essentiellement de déperditions, de déficit alimentaire ou d'insuffisance atmosphérique ; l'autre,

prend surtout sa source dans la constitution de l'individu.

Il ne faudrait pas croire que la chlorose ait nécessairement les pâles couleurs pour compagnes ; elle peut se dissimuler sous un facies coloré, sous les apparences extérieures de la santé. Au début, la vérité est difficile à faire accepter aux familles ; mais le médecin ne devra pas s'en laisser imposer par ces dehors, il devra démontrer que l'épine existe sous les roses.

Nous renvoyons aux ouvrages spéciaux pour la description des autres signes de la chlorose.

*
* *

Le traitement de Vichy a surtout pour objet d'agir sur le fond même de la maladie, la diminution des hématies. Nous y arrivons en régularisant les fonctions de nutrition, et en fournissant au sang les éléments nécessaires à sa réparation.

L'état des organes digestifs donne l'indication principale. L'appétit est excité par l'usage de l'eau minérale, par le choix des aliments, par la distribution des repas, par la part faite aux exercices musculaires, etc.

Les chlorotiques de race goutteuse, et chez

qui existaient déjà des manifestations de la diathèse urique, les chlorotiques chez lesquelles les troubles stomacaux ont été le point de départ ou restent une cause d'entretien de l'état morbide du sang, seront naturellement les plus aptes à bénéficier des eaux alcalino-martiales.

*

Le fer a de tout temps été préconisé, et avec raison, contre l'appauvrissement général de l'économie ; mais l'essentiel n'est pas de l'administrer, c'est de le faire tolérer, c'est d'empêcher qu'il aggrave les troubles du tube digestif, cette gastralgie tenace, pénible, compagne presque inséparable de la chlorose.

Je ne connais pas, dans ce cas, de meilleur correctif des préparations ferrugineuses, que le bicarbonate de soude : ces deux principes se trouvant associés dans une même eau minérale (sources *Mesdames*, *Lardy*, *Sainte-Marie*) donnent des résultats étonnants, qui peuvent rivaliser avec les préparations les plus vantées.

Il est rare que les malades souffrent alors de douleurs gastralgiques et il n'est que rarement nécessaire d'avoir recours à des calmants pour triompher des tiraillements, des lourdeurs, qui sont chose si fréquente, lorsque le fer est seul administré. Une pilule d'un demi-centigramme d'extrait hydro-alcoolique de belladonne, prise au commencement du repas, suffira souvent pour faire disparaître ces inconvénients et pour combattre en même temps la constipation opiniâtre qui aggrave la maladie.

Un léger laxatif pourra atteindre le même but; mais on ne saurait y avoir recours avec trop de prudence, afin d'éviter les superpurgations et les diarrhées que rien n'arrête.

Le fer, d'après mon ancien maître, le professeur Behier, pourra être administré même aux chlorotiques, chez lesquelles la tuberculose peut être soupçonnée. On a exagéré, dans ce cas, d'après l'illustre clinicien, les inconvénients et les dangers de cet agent. Son administration n'est dangereuse qu'autant qu'on le donne sans circonspection, à doses considérables, sans prendre souci de l'intégrité des fonctions digestives.

Il sera toujours bon de tâter la tolérance de l'organisme à l'égard du fer (cela est beaucoup plus nécessaire pour les préparations martiales que pour les eaux martiales gazeuses alcalines), de surveiller son action thérapeutique, d'en interrompre ou d'en cesser complétement · l'emploi, dès l'apparition de symptômes de révolte ou de saturation.

L'intolérance de l'organisme pour un médicament' n'est souvent qu'une extrême sensibilité à son action et l'indication d'en baisser les doses.

Le fer pharmaceutique semble, dans beaucoup de cas, favoriser la congestion utérine, d'où des hémorrhagies mensuelles très-abondantes. Bien que de semblables pertes, capables d'aggraver l'état anémique et les troubles fonctionnels qui en dépendent, soient peu à redouter avec les eaux de Vichy, il y aura lieu, cependant, d'en modérer l'usage quelques jours avant et après chaque époque.

Cette mesure est surtout indiquée dans les cas de chlorose ménorrhagique. On devra, en même temps, éviter de séjourner dans une atmosphère trop chaude, ne pas faire d'exercices violents, écarter toutes les excitations, capables d'agir directement sur l'appareil générateur et d'augmenter la puissance fluxionnaire du système utérin.

* * *

Pour M. Hayeur (Acad. des sciences. Note lue dans la séance du 20 novembre 1876), le fer agit dans l'anémie, en déterminant une

augmentation dans la richesse des globules en
matière colorante. Ces éléments ne sont que
peu diminués chez les chlorotiques atteintes
d'un degré d'anémie modéré ; mais ils sont
altérés, tant dans leurs dimensions que dans
leur richesse en hémoglobine, et, par suite, le
sang n'a qu'un faible pouvoir colorant. Les
résultats favorables obtenus à la suite de l'administration d'une bonne préparation ferrugineuse sont dus à un retour progressif des globules vers leur état physiologique. Ils acquiè-
rent des dimensions normales, et, en même
temps, une quantité de matière colorante proportionnelle à leur volume. Le plus souvent,
au moment de la guérison, les globules sont
moins nombreux qu'au début du traitement.

La médication martiale a donc une influence
plus marquée sur la qualité des globules rouges que sur leur proportion dans le sang.
Cela est vrai, même chez les chlorotiques profondément anémiées, alors que le nombre des
hématies est sensiblement au-dessous de la
moyenne.

*
* *

Nous n'avons encore rien dit du régime
des chlorotiques ; nous le formulerons en
quelques mots :

Il faut que les malades s'alimentent. — Qu'elles mangent quoi que ce soit, pourvu qu'elles mangent ; les condiments, les anchois, la salade, peuvent être autorisés, s'ils servent de passe-port à des aliments plus nutritifs. Il y aurait plus d'inconvénients que d'avantage à vouloir brusquer les bizarreries alimentaires des chlorotiques, à les condamner quand même, sans merci et *sans circonstances atténuantes,* aux viandes saignantes, qui sont souvent un objet de profond dégoût pour des valétudinaires. Comment, voilà une malade qui a horreur des viandes en général, et vous voulez l'obliger à ingérer des mets qui soulèvent son estomac par avance ? Mais c'est une maladresse. Ce n'est pas seulement pour la nourriture que le médecin devra capituler, il devra aussi se résigner à mettre de côté les vins odorants, qui, comme le Bordeaux, inspirent parfois une répugnance invincible. Un mélange d'eau et d'eau-de-vie a pu parfois remplacer avec avantage, et au grand agrément des malades, les crus les plus vantés.

***

Le Docteur Fabre, médecin à l'Hôtel-Dieu de Marseille, fait jouer un grand rôle à l'aérothérapie dans le traitement de la chlorose....

C'est lui qui a formulé l'axiome suivant : *Le point capital dans le traitement hygiénique de la chlorose, ce n'est pas la nourriture, c'est l'habitat, ce n'est pas l'aliment, c'est l'air.* « J'ai constaté, dit-il, que nos demoiselles, qui sont ici foncièrement chlorotiques, revenaient avec une provision de santé quand elles avaient quitté Marseille pendant un certain temps, surtout pour aller dans un pays de montagnes. J'ai été ainsi naturellement amené à leur prescrire un voyage, et surtout un voyage en Suisse, quand leur chlorose était rebelle ou redoublait d'intensité. Il y a, entre autres, une jeune dame, chlorotique au plus haut degré, dont l'affection ne s'est laissé entamer par aucun remède, et à qui je suis obligé d'ordonner aussi, tous les cinq ou six mois, un petit changement d'air : quand elle a épuisé sa provision de santé, elle repart pour en faire une provision nouvelle. »

On comprend très bien que l'air puisse occuper une grande place, sinon la première dans le traitement d'une maladie dont la lésion est une altération du sang, lorsqu'on songe que l'air vivifie le sang, lui imprime des qualités nouvelles, lorsqu'un appareil important, l'appareil pulmonaire, aidé par le système cutané, et une fonction de premier

ordre, la respiration, sont entièrement con-
sacrés à cette grande métamorphose.

Aussi, faut-il tenir compte de cet élément
dans les résultats heureux obtenus à la suite
d'un traitement à Vichy. C'est même cette
donnée qui nous fait administrer l'oxygène en
inhalations, dans la chlorose : Nous cherchons ainsi à ajouter encore à l'action vivi-
fiante de l'air pur qu'on respire sur les bords
de l'Allier. C'est surtout dans les cas où les
malades éprouvent un besoin de respirer fréquemment, comme pour faire passer une plus
grande partie d'oxygène sur leurs globules,
que les inhalations rendent de réels services.

*
* *

Le mariage est encore aujourd'hui préconisé par quelques personnes, comme pouvant
exercer une influence salutaire sur la chlorose.

> On dit : « Le mariage arrangera cela. »
> La panacée est bonne. — On connaît celle-là ;
> La future est trop maigre, un mariage engraisse !
> Trop grasse, il la maigrit ! Bossue, il la redresse !
>
> (Pailleron, Les Faux Ménages.)

C'est là une billeversée d'un autre âge, et
contre laquelle le médecin doit protester encore plus énergiquement que le poëte. Il est

illogique au dernier point, — nous ne saurions le dire trop haut, car il y aura toujours des parents qui ne voudront pas entendre — d'exposer une personne débilitée, épuisée, à mille causes nouvelles de dépression, de fatigues, de secousses, d'émotions, sous prétexte de la guérir.

Il serait bien plus sage de diriger le déploiement de toutes les forces de l'économie vers l'évolution calme et régulière de la fonction ovarienne, de régler la vie de la malade, selon les lois naturelles, en faisant à chaque appareil organique sa part voulue d'activité et de repos.

*
* *

Nous ne terminerons pas ce chapitre sans répéter, à la suite de M. Guenaud de Mussy, qu'aux yeux de l'observateur, la chlorose se présente comme une maladie des races. « Elle témoigne de leur altération et elle est, pour ainsi dire, l'avant-garde de toutes ces affections cachectiques qui les envahissent et qui les détruisent. La médecine individuelle doit ici céder le pas à une autre médecine qui n'est encore qu'à l'état d'ébauche, mais dont on entrevoit la place dominatrice dans l'avenir : Je veux parler de la médecine sociale, c'est-à-dire de celle qui, par des institutions hygiéniques bien entendues, combattra les affections radicales de notre espèce, en plaçant ces institutions sous la sanction des lois. »

III

MALADIES DES VOIES GÉNITO-URINAIRES

Néphrite parenchymateuse et interstitielle; lithiase
urinaire et coliques néphritiques; maladies de l'utérus
et métrite chronique en particulier.

NÉPHRITE PARENCHYMATEUSE, NÉPHRITE
INTERSTITIELLE.

Nous n'avons à parler que de l'albuminurie
vraie, chronique, permanente, de celle qui
subsiste en vertu d'une disposition particulière de l'économie, d'une altération préalable,
et non de l'albuminurie transitoire qu'on observe dans les maladies les plus diverses, la
scarlatine, la roséole miliaire, la rougeole, la
variole, l'érysipèle, la fièvre typhoïde, etc.

L'albuminurie chronique, comme nous
venons de la délimiter, ou maladie de Bright,
ne constitue plus une unité morbide, et sous
cette dénomination devenue générique, on
comprend des altérations rénales diverses et
différant entre elles, non-seulement par la

nature de la lésion, mais encore pâr son évolution et son étiologie.

L'état congestif du rein constitue le premier terme de la lésion rénale et il peut avoir pour siége, soit le tissu canaliculaire, soit le tissu cellulàire : de là, deux formes de néphrite, la néphrite parenchymateuse et la néphrite interstitielle.

Il n'est pas toujours facile, dans la pratique, de bien déterminer les symptômes propres à chaque forme de néphrite; la lésion peut du reste porter à la fois sur le tissu interstitiel et sur le filtre rénal proprement dit. Nous allons cependant essayer, en nous aidant du *Traité des maladies des reins*, de M. Lécorché (1875), d'en déterminer les principaux caractères.

La symptomatologie n'ayant ici d'autre objet que l'institution d'une cure rationnelle, nous aborderons cette partie de notre tâche avec d'autant plus de confiance que la néphrite parenchymateuse, aussi bien que la néphrite interstitielle, sont également modifiées à leur début, par les eaux de Vichy.

*
* *

La *néphrite parenchymateuse profonde ou albuminurie chronique*, est caractérisée par l'altération de l'épithelium qui revêt la face interne de la partie contournée (portion tortueuse ou ansiforme) du canalicule urinifère, par une albuminurie considérable, par des altérations profondes de l'urine, par l'apparition d'un œdème plus ou moins généralisé, d'inflammations multiples et d'accidents urémiques.

On constate tout d'abord une hypérémie qui bientôt fait place à une période de prolifération des cellules intra-canaliculaires.

Si la maladie continue son cours, qu'elle soit chronique d'emblée ou que d'aiguë elle soit devenue chronique, les éléments cellulaires en état de prolifération passent à l'état graisseux. Cette troisième phase de l'affection constitue une véritable période régressive pour le rein.

Ces trois périodes peuvent être suivies d'une quatrième, correspondant à l'atrophie rénale ou collapsus du rein.

L'hypertrophie est déterminée par la réplétion des canalicules, tenant à l'accumulation dans leur intérieur d'épithelium desquamé, hyperplasié ou dégénéré, ou d'éléments divers.

L'atrophie est tout simplement due à la résorption ou à la sortie de ces éléments et par suite, à l'affaissement des canalicules. Contrairement à l'opinion de Frerichs, le tissu connectif ne prend aucune part à cette atrophie. Souvent même le processus parcourt son évolution, ce tissu conservant son intégrité normale.

Ces différentes périodes (1° p. d'hypérémie, 2° d'hyperplasie, 3° régressive ou graisseuse ; 4° de collapsus ou atrophique), qui souvent sont tout à fait isolées, peuvent être réunies en un même rein, d'où des aspects macroscopiques très-différents.

La néphrite parenchymateuse ne paraît pas être une manifestation directe de la goutte; elle serait précédée (Todd, Garrod) par la néphrite interstitielle et interviendrait ensuite comme complication.

Christison croit qu'on peut rapporter à l'abus de l'alcool les trois quarts des néphrites parenchymateuses. Cette action ne s'exerce qu'à la suite d'une longue habitude d'intempérance. Ce ne sont pas tant les buveurs d'alcool ou de liqueurs très-alcooliques, qui deviennent albuminuriques, que les buveurs de bière, de cidre et autres liqueurs fermentées, qui peuvent être absorbées en grande quantité, d'où résulte une hypersécrétion d'urine et une congestion habituelle des reins.

La néphrite parenchymateuse survient d'emblée à l'état chronique, chez les individus dont la constitution est épuisée ; elle succède à la néphrite aiguë le plus souvent.

Cette affection est d'une incontestable gravité : elle altère lentement la constitution, trouble les fonctions digestives et assimilatrices, réduit l'hématose, ralentit l'activité nutritive et abaisse le niveau des forces.

L'organe de la vision présente des altérations variables, depuis l'amblyopie jusqu'à la cécité complète.

La tendance aux hydropisies, la bouffissure des paupières qui est quelquefois très-marquée, le matin, a pu dans certains cas, au début de la maladie, éveiller l'attention du malade et du médecin. Plus tard, des suffusions séreuses se manifestent dans le tissu cellulaire sous-cutané, dans toutes les cavités naturelles et même dans les parenchymes.

Tous ces troubles peuvent faire soupçonner la néphrite parenchymateuse ; mais l'examen des urines pourra seul conduire à la certitude.

La présence de l'épithelium de la substance sécrétante des reins constitue le signe le plus positif du travail morbide qui se passe dans la glande rénale.

L'urine est pâle, abondante, souvent un

peu louche; elle mousse aisément. La néphrite parenchymateuse s'annonce le plus
souvent bruyamment, évolue et peut se terminer en quelques mois, par la guérison : ce
début est tout à fait distinct de celui de la néphrite interstitielle qui débute sourdement et
dure des années, pour aboutir à une terminaison presque toujours fatale.

*
* *

La Néphrite interstitielle, hyperplasique
est caractérisée par une hyperplasie du tissu
connectif interstitiel, entraînant le plus souvent l'atrophie du rein; elle coïncide d'ordinaire avec une hypertrophie du cœur, localisée
au ventricule gauche et des altérations athé-
romateuses des artères. L'hypertrophie car-
diaque s'accompagne parfois d'insuffisance
aortique, exagération de tension artérielle,
polyurie, hémorrhagies variées, mictions fréquentes, pressantes, incommodes, douleurs
rénales. L'urine contient la somme d'urée
physiologique; ce n'est qu'à de rares intervalles ou à une époque avancée de la maladie,
probablement par suite des complications cardiaques, qu'on voit baisser les quantités d'u-
rine, rendues par le malade. La maladie peut
évoluer complètement, sans qu'il y ait *albu-*

minurie ; son apparition se lie à l'existence intercurrente d'une néphrite parenchymateuse. Elle semble procéder par poussées ; l'urine ne devient albumineuse que de temps à autre. L'œdème qui peut manquer complètement, ne s'accompagne pas de ces épanchements énormes qu'on rencontre si fréquemment, lorsqu'il s'agit de néphrite parenchymateuse.

La maladie évolue en quatre périodes, dont voici les signes distinctifs :

1° *Hypérémie*. Le rein est volumineux, fortement injecté, surtout dans sa substance corticale.

2° *Hyperplasie*, prolifération du tissu connectif intercanaliculaire, commençant à la périphérie du rein pour finir vers les parties centrales. Ce tissu est infiltré d'un grand nombre de cellules lymphoïdes qui peuvent être assez abondantes pour amener au début de l'anurie et de l'anémie rénale, par compression des canalicules urinifères et des vaisseaux sanguins.

3° *Organisation* de ces éléments, surtout au niveau de la tunique fibreuse des artérioles du rein ; consistance lordacée.

4° *Rétraction et atrophie*. Le rein devient globuleux, lorsque la sclérose est généralisée et que la rétraction se fait sentir sur toute la périphérie de l'organe. Les canalicules urinifères, enserrés de toute part, présentent des rétrécissements, des obstructions qui deviennent le point de départ de kystes nombreux. La néphrite parenchymateuse survient assez souvent alors comme complication, soit qu'il y ait propagation par contiguité de l'inflammation du tissu connectif aux canalicules, ou qu'elle soit due à la gêne qu'apporte au cours de l'urine et à la circulation, le tissu connectif rétracté. Régression graisseuse et caséification.

La néphrite interstitielle se montre fréquemment vers 5o ans, chez l'homme surtout, probablement parce que l'homme est plus exposé que la femme aux causes de cette néphrite (goutte, diabète, intoxication saturnine, etc.).

C'est à ses rapports fréquents avec la goutte, que cette variété de néphrite doit d'avoir reçu les noms de *néphrite goutteuse* (Rayer), *rein goutteux* (Todd, Garrod, Charcot), *néphrite uratique* (Durand-Fardel, Castelneau).

Dans le quart des cas (Lecorché), la néphrite interstitielle hyperplasique relève de la goutte, et elle peut se manifester par le fait de l'état diathésique seul, sans qu'il y ait production de calculs. Dans le plus grand nombre des cas, la goutté produirait des dépôts d'urates, et ceux-ci seraient cause à leur tour de néphrite interstitielle.

L'action de l'alcool, qui est si manifeste sur le tissus connectif du foie et du poumon, est ici beaucoup moins évidente. Elle ne s'exerce, dans tous les cas, qu'à la suite d'une longue habitude d'intempérance.

* *

Quelles que soient les causes occasionnelles de la néphrite, aucune de ses conditions causales ne possède une influence exclusive ; chacune d'elles peut se montrer à son tour dominante et primer tour à tour les autres dans l'évolution successive des phénomènes.

Nous avons dit que la densité de l'urine était parfois diminuée dans l'albuminurie. Cela tient à ce que la fonction urinaire étant profondément altérée, les substances excrémentitielles non colloïdes sont absorbées et versées dans la circulation. Si les deux reins sont atteints, il y a accumulation dans le sang des produits de désassimilation, ce qui peut donner lieu, sans que rien n'ait pu faire présager un semblable accident, aux manifestations de l'empoisonnement urémique. Cette complication est fort à redouter, et on ne saurait trop se tenir en garde contre elle.

*
* *

Le traitement alcalin a, avant tout, pour but de maintenir la nutrition générale. Ce n'est qu'en conservant son énergie fonctionnelle que l'estomac pourra lutter contre un mouvement de désassimilation incessant.

Le mal ne fait réellement des progrès que lorsque la nutrition pervertie ne peut plus s'opposer à l'amoindrissement des substances organiques fondamentales, que lorsqu'elle est impuissante à prévenir la diminution réelle de la masse de ces matériaux ou bien leur dilution aqueuse.

En admettant les lésions rénales que nous venons de décrire, voici comment l'eau des *Célestins*, dont il faudra surveiller attentivement l'usage, agirait dans chaque cas :

Dans la première période, ou période d'hypérémie de la néphrite parenchymateuse, les eaux de Vichy agiraient en combattant la dysurie, en facilitant la sécrétion rénale ; en outre, au dire de Robert, l'alcalinité des urines, pendant cette première période, mettrait à l'abri de l'urémie et des inflammations qui se montrent souvent dans les périodes ultérieures.

« La médication alcaline, ajoute M. Lecorché (p. 241), suffit parfois pour s'opposer à l'évolution de la néphrite parenchymateuse, qui s'arrête alors à sa première période. Ces résultats heureux s'annoncent par la cessation des douleurs lombaires, par la disparition de l'albumine de l'urine et par le retour de ce liquide à l'état normal. On constate en même temps, chez le malade, la réapparition des forces. »

Dans la deuxième période, caractérisée par la prolifération des cellules intrà-canaliculaires, les alcalins agissent par leur propriété déplétive, en diminuant la tension artérielle et consécutivement la gêne circulatoire rénale; ils ont, en outre, l'avantage de retarder l'apparition de l'urémie, en provoquant l'élimination de l'urée et des autres matières extractives. Ils remplacent avantageusement les boissons aqueuses conseillées par Bickinson, préconisées par Bright, Grainges-Stewart, Rayer, Robert et Simpson.

Nous ne parlerons pas de la troisième et de la quatrième période (dégénérescence graisseuse et atrophie), qui réclament d'autres soins et une autre médication.

La néphrite interstitielle, qui a été encore

appelée goutteuse, à cause de ses rapports fréquents avec la goutte, sera également amendée, dans ses deux premières périodes, d'hypérémie et d'hyperplasie, par les eaux de Vichy. Elles favoriseront surtout la résolution, dans la seconde période, en faisant disparaître les cellules lymphoïdes qui infiltrent le tissu connectif intercanaliculaire. La prolifération qui accompagne l'exaltation nutritive et plastique des éléments constitutifs du rein, est du moins enrayée, lorsqu'elle n'est pas complétement détruite.

*
* *

Les moyens hygiéniques, capables de favoriser la combustion respiratoire, agissent à leur tour selon une expression très-heureuse, en *entraînant* le corps dans les voies d'une nutrition plus parfaite. Nous les retrouvons, et il faut en tenir compte, dans toutes les maladies chroniques.

Les inhalations d'oxygène, recommandées par MM. Demarquay et Leconte, ont pour résultat, en stimulant les actes respiratoires, en accroissant leur nombre et leur ampleur, d'augmenter l'urée, et, par conséquent, de modérer le passage de l'albumine dans l'urine.

Le professeur Bouchardat a préconisé l'ali-

mentation lactée exclusive ; on commence par
un litre et on arrive graduellement à trois
litres. Le lait devra être de bonne qualité et
pris, autant que possible, au pis de la vache
ou de la chèvre. Si ce régime amenait une
trop grande diminution de forces, il faudrait
y joindre l'usage de la viande crûe rapée, ou
des viandes rôties et saignantes. Disons, en
passant, que le régime lacté appliqué par
M. Tarnier, dans son service de la maternité,
lui a donné d'excellents résultats dans l'albuminurie transitoire des femmes enceintes.

On éloignera de l'alimentation toutes les
substances albumineuses, œufs, crêmes, etc.;
on évitera les refroidissements, le froid humide et l'usage des liqueurs spiritueuses, qui
favorisent l'extravasation séreuse, du côté du
rein, en amenant la friabilité, la minceur des
parois vasculaires, par le fait d'une altération
graisseuse ou amyloïde.

Le rein est la principale voie d'élimination
de l'alcool, et son passage, longtemps prolongé à travers la substance rénale, y occa-
sonne des dégénérescences considérables, en
même temps qu'il exerce ses ravages sur le
tube digestif et ses annexes, le foie en particulier, aussi bien que sur la circulation et les
centres nerveux.

L'apparition d'épanchements séreux devra faire suspendre le traitement alcalin et il ne faudra pas attendre que l'hydropisie se soit manifestée pour le commencer.

Les diverses complications de l'albuminurie chronique exigeront des soins spéciaux qu'il serait inutile d'énumérer ici.

Dans une semblable affection, comme le fait remarquer Martin-Solon, un moyen ne suffit pas, et il faut savoir varier les remèdes suivant les indications spéciales qui se présentent.

***

En défendant, plus haut, certains mets, nous avons eu pour but de prévenir la surcharge albumineuse. Il existe, en effet, un lien de causalité entre la présence de l'albumine dans les urines et une alimentation albumineuse. Cette influence est plus constante et plus fatale chez les sujets en qui des troubles morbides créent l'imminence de l'albuminurie ou déterminent déjà par eux-mêmes le passage de l'albumine dans la sécrétion urinaire.

M. C. Bernard racontait, il y a quelques années, dans une leçon, au collège de France, qu'ayant mangé plusieurs œufs durs, après une abstinence d'aliments un peu prolongée, il fut surpris de trouver ensuite ses urines albumineuses. M. Barreswil fut albuminurique pendant 24 heures pour avoir avalé dix blancs d'œufs.

Plusieurs médecins éminents ont répété intentionnellement ces expériences fortuites et ont obtenu des résultats analogues.

L'illustre professeur de thérapeutique de la faculté de Paris, s'est assuré, en faisant passer successivement les malades par un régime exclusivement albumineux, puis exclusivement végétal ou bien composé, de l'influence positive des principes protéiques ingérés sur la proportion de l'albumine urinaire, tellement que le maximum coïncidait avec le régime des œufs, le minimum avec le régime des légumes, et la moyenne avec l'alimentation mixte.

Notre défense est donc justifiée de tous points.

**

Je ne terminerai pas sans signaler une cause d'erreur qui se produit souvent, dans la recherche de l'albumine.

Dans la plupart des analyses qui ont été faites jusqu'à ce jour, on n'admettait qu'une

espèce d'albumine, et on employait toujours
les mêmes procédés pour la déceler. Or,
M. Birot vient de démontrer (déc. 1874) à
l'Académie des sciences, que les liquides pathologiques albumineux contiennent un mélange, en proportions variables, de plusieurs
albumines, dont un groupe (les zymases et en
particulier les néfrozymases) avait échappé à
l'attention des médecins et des physiologistes,
parce qu'elles ne sont pas précipitées par les
procédés vulgairement employés.

Il n'est pas jusqu'à la méthode de la coa-
gulation par la chaleur qui ne soit fautive. Le
seul procédé vraiment rigoureux[1] est celui de
M. Béchamp, qui consiste à précipiter un
volume du liquide par trois volumes au moins
d'alcool à 90 degrés. Le précipité recueilli est
ensuite analysé pour y constater la présence
d'une zymase et tenir compte des matières
minérales précipitées.

[1] M. Bouchard, en son propre nom et au nom de
M. Cadier, vient de préconiser (21 oct. 1876) l'emploi
de l'iodure double de mercure et de potassium pour la
recherche de l'albumine dans l'urine. Ce réactif est
très-sensible; mais l'alcalinité des urines, qui peut
donner lieu à un précipité blanc, et la présence d'urates,
qui laissent un dépôt jaunâtre, pouvant entraîner
des causes d'erreur, devront faire restreindre à Vichy
l'usage de cet iodure.

Le premier groupe de M. Birot renferme les albumines qui ne contiennent pas de zymase, et qui deviennent insolubles dans l'eau, après qu'elles ont été précipitées par l'alcool. Les unes sont précipitées par l'extrait de saturne ; les autre par l'extrait de saturne ammoniacal.

Le second groupe est caractérisé par des albumines qui ont une action spéciale sur l'empois de fécule et agissent comme un ferment soluble. C'est à ces albumines auxquelles a été donné le nom de zymases.

Nous pensons qu'il suffira d'avoir signalé l'existence de ces derniers agents pour que les pharmaciens-chimistes, qui nous secondent si intelligemment, en tiennent compte dans les analyses qui leur seront confiées.

GRAVELLE URIQUE ET AUTRES FORMES DE GRAVELLES

Par lithiase urinaire, on doit entendre un état morbide caractérisé par la formation, dans les conduits urinaires, de sables, de graviers ou de calculs, aux dépens des substances qui, à l'état normal, sont en dissolution dans le liquide urinaire, ou qui ne s'y rencontrent qu'à l'état pathologique.

M. Lécorché admet trois espèces de li-
thiases :

1° Une lithiase acide (urique ou oxalique);

2° Une lithiase alcaline (calcaire ou ammo-
niacale);

3° Une lithiase due à la formation de concrétions de nature diverse, avec réaction variable de l'urine, ou lithiase indifférente
(xanthique ou cystique).

D'après la couleur des graviers urinaires,
on a encore décrit :

Une gravelle rouge (acide urique);

Une gravelle jaune (oxalate de chaux);

Une gravelle grise (phosphate ammoniaco-
magnésien);

Une gravelle blanche (phosphate de chaux).

Ces différentes variétés de gravelles ne sont
pas également tributaires des eaux de Vichy:

La gravelle urique *est la seule qui y soit
réellement guérie.*

Il n'y a quelque chance de réussite dans la
lithiase oxalique que lorsqu'on a affaire à des
calculs mixtes d'acide urique et d'oxalate de
chaux.

Lorsque les graviers sont d'oxalate pur, il
faut, de toute nécessité, avoir recours à une
autre médication.

Dans la lithiase alcaline, l'usage des eaux de Vichy ne pourrait que favoriser les dépôts urinaires.

* *

La gravelle urique est caractérisée par des sédiments pulvérulents et des graviers, dont l'aspect rappelle la brique pilée; leur volume est en raison inverse de leur nombre; ils n'excèdent point, en général, les limites du diamètre ou de la dilatabilité de l'urèthre, et peuvent être expulsés spontanément,

Dans l'urine, l'acide urique est tenu en dissolution par le phosphate de soude qui lui abandonne une partie de sa base. Aussi cet acide est-il d'autant plus soluble, que le phosphate se rapproche davantage du phosphate neutre. Plus, au contraire, le phosphate est acide et moins l'acide urique est soluble : c'est alors qu'il a grande tendance à se déposer. (Voigt.)

Les sédiments d'urate de soude ou de chaux sont ceux qui se rencontrent le plus fréquemment dans la lithiase urique. Lorsqu'on les traite par un acide faible, on en chasse l'acide urique qui cristallise sous les formes qui lui sont propres. L'acide nitrique et l'ammoniaque produisent la magnifique coloration violette caractéristique de la murexyde.

Les conditions qui semblent présider aux dépôts d'urates comme à ceux d'acide urique, sont la concentration de l'urine, l'abaissement de la température que présente l'urine une fois sortie du corps et *surtout l'acidité de ce liquide*.

Lorsque les urates prédominent, les dépôts apparaissent sans avoir été précédés, comme pour les concrétions d'acide urique, de douleurs, de névralgies lombo-abdominales, de troubles généraux qui ne sont autres que ceux d'un état névropathique des plus prononcé ou de la diathèse urique. (Lécorché, loc. cit., p. 492.)

Si la lithiase urique peut n'être que l'expression d'un trouble local portant sur les organes urinaires, ou se trouver liée à des erreurs de régime, elle apparait avant tout (99 fois sur 100, écrit Rayer, en forçant les chiffres) comme la conséquence d'un état morbide général, caractérisé par un excès d'acide urique dans le sang, excès qui tiendrait à son tour à la combustion incomplète des substances azotées.

Comme la diathèse urique ne pouvait servir à expliquer tous les cas, on a cherché une autre cause de la lithiase urique, et l'acidité prononcée de l'urine a pu être accusée avec une certaine vraisemblance, que cette acidité soit due à la présence dans ce liquide d'un phosphate acide de soude, ou bien qu'elle soit due à l'apparition d'un acide étranger à sa constitution.

L'acide urique se présente sous la forme de cristaux rhomboédriques, soit associés, soit isolés, d'épaisseur et de coloration très-variable, selon la quantité d'acide urique excrétée dans une même proportion d'urine et son degré d'acidité.

Les formes cristalines s'éloignent d'autant plus du type normal, et sont d'autant plus compliquées et foncées en couleur que la quantité d'acide urique excrétée est plus con-sidérable.

La lithiase rénale urique, comme la goutte, est héréditaire ; les descendants des goutteux ou des graveleux sont goutteux ou graveleux, et parfois en sautant alternativement une génération.

En outre, la gravelle urique paraît avoir des relations avec le diabète et la lithiase hé-patique.

La femme y est moins sujette que l'homme et surtout elle entraîne chez elle moins d'accidents. Elle est assez commune dans l'enfance.

Les rapports de la goutte et de la gravelle urique sont intimes, ces deux maladies étant malheureusement fort souvent réunies.

* *

La formation en excès de l'acide urique est due à un défaut d'oxygénation et ce produit, qui tend à se déposer même dans les voies urinaires, quand sa quantité est portée au-delà d'une certaine limite, se montre chaque fois que la nutrition se trouve pervertie ou entravée, chaque fois qu'il y a surcharge alimentaire, gêne notable dans les fonctions nutritives, défaut d'équilibre entre la proportion d'oxygène absorbé et celle des matériaux azotés, sur lesquels doit s'exercer son action réductive.

Il se passe alors, pour employer une comparaison peut-être un peu triviale, mais à coup sûr fort saisissante du Dr A. Grimaud (*De la gravelle urique, et de son traitement par l'eau minérale de Soultzmatt*), quelque chose d'analogue au dépôt de la suie dans une cheminée où le tirage est insuffisant.

On ne saurait rigoureusement comparer à un phénomène physique, un phénomène

placé sous la dépendance de la vie, mais,
« n'est-ce point ainsi, ajoute l'auteur que
nous venons de citer, qu'on peut se rendre
compte de l'existence si fréquente de la gravelle dans l'âge adulte, alors que les plaisirs
de la table, les excès vénériens, etc. viennent
ajouter leur influence à celle de la prédominance veineuse abdominale qui imprime son
cachet à l'âge moyen de la vie! L'observation
attentive des faits nous révèle donc que, dans
la grande majorité des cas, la gravelle est
l'expression pathologique d'une perturbation
apportée à la loi de l'équilibre nutritif, qu'elle
est, en un mot, constituée par l'excédent de la
recette sur la dépense. »

***

Dans une communication fort intéressante
faite à l'Académie de médecine, dans la séance
du 7 mars 1876, M. Debout a jeté un nouveau jour sur l'étiologie de la gravelle urique.

Chez 1028 malades atteints de gravelle
urique, dont 822 hommes, 197 femmes et
13 enfants, il a pu, dans 583 cas, établir la
cause principale de cette maladie. Dans les
autres cas, ou les causes étaient multiples,
ou elles n'ont pas été recherchées, ou enfin,
elles n'ont pu être établies.

Les causes de la gravelle urique ont été les suivantes :

L'hérédité, dans 191 cas ;

Des troubles des fonctions digestives, dans 160 cas ;

L'excès d'alimentation, dans 101 cas ;

La vie sédentaire et le défaut d'exercice, dans 97 cas ;

Enfin, un seul exemple de gravelle urique est dû à un traumatisme sur la région renale, chez un enfant.

Pour l'hérédité, M. Debout signale ce fait que les parents d'un graveleux sont souvent beaucoup plus graveleux que goutteux, contrairement à l'opinion émise par sir Henry Thompson.

Au point de vue alimentaire il a remarqué que l'ingestion des asperges est souvent suivie de maux de reins et quelquefois de coliques néphrétiques chez des graveleux, ce qui l'a amené à penser qu'en congestionnant passagèrement un rein qui contenait des sables uriques, elles en facilitaient l'agglomération et pouvaient déterminer la formation de petits graviers.

Le grand nombre de cas de gravelles reconnaisant pour cause un trouble des fonctions digestives ne doit, pensons-nous, surprendre personne : néanmoins, le chiffre élevé résultant de ces observations corrobore les idées émises à ce sujet.

* *

Des concrétions peuvent se former en plus ou moins grand nombre dans les reins, sans révéler leur présence par aucun phénomène ; le plus souvent cependant, les malades accusent un sentiment de pesanteur, une douleur obtuse, des fourmillements incommodes, dans la région lombaire.

Dans la plupart des cas, le simple déplacement des concrétions urinaires dans les reins, et surtout leur passage dans les uretères, est marqué par un ensemble de symptômes connus sous les noms d'*attaque* ou de *colique néphrétique.*

L'attaque s'annonce presque toujours brusquement, par une douleur vive, lancinante, atroce, continue et exacerbante, siégeant dans les lombes ; elle s'irradie vers les flancs et jusque dans la vessie, en suivant le trajet de l'uretère ; elle retentit dans l'aine et dans la cuisse correspondante ; celle-ci est engourdie, raide et parfois tremblante.

Chez l'homme, la douleur s'étend aussi au testicule, qui est rétracté vers l'anneau.

L'agitation est extrême ; quelques malades vont jusqu'à se rouler par terre pendant la plus grande violence des douleurs, qui peuvent finir par exciter du délire et des convulsions.

Un seul rein est habituellement atteint : il en résulte une diminution de la sécrétion urinaire ; elle serait totalement suspendue si un calcul s'engageait simultanément dans les deux uretères.

Les symptômes graves peuvent cesser tout à coup, soit que la concrétion urinaire ait repris sa place primitive, soit qu'elle ait passé dans la vessie.

Si, loin de se calmer, les symptômes douloureux persistent, si le calcul reste dans la position vicieuse qu'il occupe, le rein peut s'enflammer et l'on observe les accidents de la néphrite, de la pyélite, etc.

Il est très-rare qu'un individu qui a éprouvé un accès de colique néphrétique n'en ressente pas quelque nouvelle atteinte au bout d'un temps plus ou moins long.

En général, on n'observe de longs intervalles que lorsque les concrétions sont expulsées après chacun des accès et lorsqu'il n'existe pas dans l'économie une trop grande tendance à les reproduire.

***

La colique néphrétique ne reconnaît pas d'autres causes, suivant la généralité des auteurs, que l'engagement d'un corps étranger dans l'un des uretères ou simultanément dans les deux.

Elle est due, selon toute vraissemblance, à la contraction douloureuse, au spasme convulsif des uretères.

Les graviers d'acide urique, probablement par suite de la facilité de leur reproduction et de leur forme ordinairement rugueuse, développent plus fréquemment que les autres graviers, les accidents de la colique néphrétique[1].

Les phénomènes généraux sont dus à l'excitation exagérée du nerf vague : c'est à cette excitation qu'il faut attribuer les troubles circulatoires et cardiaques, les phénomènes cutanés, peut-être même les vomissements, le

---

1 Ces graviers d'acide urique donnent lieu à des douleurs souvent atroces, que le malade peut difficilement localiser. Il en est de même de la gravelle oxalique, mais alors l'hématurie est la règle ; elle est l'exception dans le premier cas. La durée de la colique est en général de quelques heures. Au contraire, les graviers rénaux phosphatiques donnent lieu à des crises qui durent souvent plusieurs jours. La douleur, quoique vive est plus supportable, elle est localisée au rein et il n'y a pas d'hématuries (Debout d'Estrées).

délire et les convulsions qui accompagnent la colique néphrétique.

La crise se termine d'ordinaire par l'élimination du gravier.

Comme pour les coliques hépatiques, les malades devront se résigner avec docilité au retour de ces phénomènes morbides, qui ont pour résultat la délivrance des voies urinaires. De tels bénéfices sont inappréciables, même achetés au prix de nouvelles coliques, que peut provoquer l'action des eaux de Vichy. Elles ont en effet la propriété de solliciter l'expulsion des concrétions déjà formées, tout en rétablissant l'équilibre dans le fonctionnement général de l'économie.

*
* *

On ne saurait attribuer aux eaux de Vichy une action dissolvante et désagrégeante sur les concrétions d'acide urique ou d'urates déjà formées dans les reins ou dans la vessie; tout au plus modifient-elles le mucus et les matières animales, qui servent à souder entre elles les particules de ces dépôts [1].

(1) M. Cornillon rapporte, dans le nouveau journal de M. Cornil, qu'il a dissout plusieurs graviere d'acide urique dans l'eau des Célestins. Il agitait le mélange et renouvelait l'eau fréquemment. Une semblable dissociation dans l'économie ne me paraît guère vraisemblable. Les conditions sont toutes différentes.

Elles agissent surtout par leurs propriétés éliminatrices, facilitent l'expulsion des graviers et neutralisent la disposition diathésique qui a engendré la maladie. L'ensemble des fonctions organiques est élevé à son plus haut degré d'activité physiologique et l'équilibre se rétablit avec rapidité, si surtout des conditions hygiéniques salutaires, le régime, l'hydrothérapie, un exercice suffisant, viennent encore stimuler l'hématose pulmonaire, la circulation sanguine, les sécrétions qui en dépendent et l'impulsion nerveuse à laquelle elles obéissent.

L'eau des Célestins est ordinairement indiquée dans la gravelle urique ; mais comme elle est très-stimulante, il sera bon d'en user avec modération, ou même d'avoir recours à une autre source, dans les gravelles où les accidents douloureux sont habituels. Ces crises pourront même constituer une contre-indication de Vichy et nécessiter l'emploi d'eaux moins actives (Contrexeville, Evian, Vittel, Pougues, etc.) Cette indication deviendra absolue, s'il existe une affection catarrhale de la vessie, avec ou sans complication de gravelle phosphatique et si les malades sont profondément débilités. Vichy convient spécialement aux graveleux robustes et bien portants.

Sans vouloir ajouter une importance extrême

à l'alimentation comme cause prédisposante à la gravelle, je pense qu'il faut tenir compte cependant de certaines données désormais consacrées par l'observation : C'est ainsi que je recommande l'association si rationnelle des végétaux herbacés aux aliments azotés et que je proscris l'oseille, les tomates, les acides, etc.

Par contre, les cerises douces, les fraises, les raisins, qui rendent les urines alcalines, sont avantageusement utilisés.

Le traitement de la colique néphrétique se rapproche de celui de la colique hépatique. L'opium est encore ici un moyen très-efficace pour remédier aux tortures décrites plus haut.

MALADIES DE L'UTÉRUS, MÉTRITE CHRONIQUE.

« La femme est née pour la souffrance, a écrit Michelet; chacun des grands pas de la vie est pour elle une blessure. Nos aïeux eurent ce proverbe sombre : « Mal de *mère* dure longtemps. » *Mère* voulait dire matrice, et le sens de ce proverbe, c'est que la pauvre femme, après la torture et les cris de l'accouchement, n'en est pas quitte, que la maternité de fatigues et d'inquiétudes, de chagrins, de douleurs, la suit et la suivra ! »

L'utérus, après avoir été considéré par les

21

anciens comme la cause première des maladies des femmes, plus tard, comme la sentine de l'organisme, le déversoir de toutes les humeurs peccantes du corps, est, à notre époque, regardé comme un viscère d'une extrême fragilité, dont les moindres lésions retentissent d'une façon déplorable sur toute l'économie.

L'importance des fonctions dévolues aux organes génitaux, chez la femme, la répétition périodique ou l'interruption des mouvement fluxionnaires à certaines époques de la vie sexuelle, les changéments de volume, de texture et de propriétés qui en résultent, suffiraient pour expliquer la fréquence et la variété des maladies utérines. La position elle-même de l'utérus, la disposition anatomique des vaisseaux, constituent autant de prédispositions aux fluxions, aux hémorrhagies et aux inflammations.

Les exigences de la mode, du plaisir, dont la femme subit le fatal empire, dès l'âge le plus tendre, avant même qu'elle ait acquis un développement suffisant pour résister aux fatigues et aux excès dont elle est la victime, contribuent pour une large part à aggraver le mal. Il faut aussi incriminer les habitudes nonchalentes et confinées des dames du monde : « Semblables à des plantes de serre chaude qui languissent et deviennent par étiolement ou maturation artificielle, incapables d'un développement complet, elles meurent, pour la plupart, avant de s'être épanouies au soleil de la vie. »

Et tout cela pour des préjugés ridicules, comme si on ne pouvait pas être femme du monde sans avoir une constitution maladive, une pâleur de convention, femme d'esprit, sans être frêle et nerveuse !....

*
* *

L'âge de la puberté qui donne à la jeune fille les attributs de la femme, peut être le point de départ de cette série de troubles complexes qui viennent empoisonner tant d'existences : les écoulements leucorrhéiques se montrent, et leur abondance diminue la richesse du sang, l'appétit est diminué ou perverti ; l'énergie physique et morale ne tarde pas à disparaître, et la machine humaine ne paraît plus se mouvoir que par une sorte d'irritabilité nerveuse.

Les malades sont tristes, abattues, nonchalentes et portent sur leurs traits la trace caractéristique du mal qui les mine sourdement.

Toutes les jeunes personnes qui sont retardées dans leur développement, celles qui éprouvent des suppressions momentanées ou des perturbations fâcheuses, ne sont pas également ébranlées et incommodées par ces désordres. Le plus grand nombre restent à peu près indifférentes à cet état de choses ou ne s'en préoccupent que fort peu, si peu, que la sollicitude maternelle elle-même, s'endort dans une douce quiétude !

Une pareille indifférence serait des plus coupables, des plus répréhensibles, si l'on connaissait les maux et les déboires que l'avenir tient en réserve : si quelques rares personnes *s'écoutent* un peu trop *de ce côté,* un trop grand nombre ne s'en préoccupent pas assez. Mieux vaudrait dans tous les cas, pécher par excès de prudence que d'être victime d'une incurie funeste.

On se résout à consulter un médecin, à suivre ses recommandations, dans les cas graves ; mais les cas légers n'éveillent aucune crainte dans l'esprit et il en résulte ce fait, paradoxal de prime abord, que la maladie a d'autant plus de chances de s'aggraver, de devenir chronique et rebelle, que les signes qui l'ont caractérisée au début, ont été plus bénins.

Une malade qui ne ressent pas de vives douleurs, qui n'a pas de pertes abondantes de sang ou de muco-pus, continue à vaquer à

ses occupations et à ses plaisirs. Si elle con-
sulte son médecin, elle n'exécute que les
prescriptions qui ne lui causent pas une trop
grande contrainte, et celui-ci, pourvu qu'il
soit l'ami de la maison et que la métrite soit
légère, est très-enclin à temporiser. Les petits
moyens sont conseillés et, peu à peu, l'inflammation revêt une de ces formes tenaces, qui
font le désespoir du malade et des médecins.

Il faudra donc tenter et suivre une médication active, quelle que soit la bénignité du
mal, et se résigner pendant longtemps à garder
le repos ou la position horizontale, à chaque
nouvelle époque.

Qu'on ne s'y trompe pas — M. A. Guérin
appelait naguère l'attention de ses auditeurs
sur ce point, dans ses leçons cliniques — il
n'y a de guérison certaine *que lorsque la menstruation est redevenue normale*. Aussi doit-
on craindre un retour de la maladie aux époques menstruelles et redoubler de précautions
pour maintenir la fluxion sanguine au degré
physiologique.

Nous insistons sur ces faits, parce que la
condition impérieuse du succès de la cure
thermale, c'est que la métrite soit à peu près
indolente ou sujette tout au plus à quelques
recrudescences subaiguës.

Une saison à Vichy doit avoir surtout pour but de parfaire une guérison commencée et de triompher des reliquats de la maladie, contre lesquels les moyens ordinaires ont échoué ou sont impuissants.

En ne tenant pas compte de ces recommandations, on s'exposerait à exaspérer la plegmasie utérine, à entraîner des accidents plus ou moins graves, soit vers la matrice elle-même, ou, ce qui est pire encore, vers le péritoine, le tissu cellulaire du petit bassin, la vessie, l'intestin ; soit vers des organes plus où moins éloignés.

* *

Tout est grave, dirons-nous, dans les affections utérines et on ne saurait user de trop de précautions : le flux passif lui-même, l'habitude catarrhale qui constitue la leucorrhée ne saurait être négligée impunément. D'abord, bien que la leucorrhée ne soit le plus souvent que l'exagération de la sécrétion normale, elle peut devenir assez abondante pour entraîner de l'épuisement, une véritable anémie. Et puis, une pareille infirmité peut engendrer un certain dégoût, et elle n'est pas toujours sans inconvénients pour l'époux !...

On ne saurait se dispenser d'un traitement

que dans le cas où l'hypersécrétion du mucus
utéro-vaginal, est un simple effet de la tur-
gescence vasculaire, de l'exubérante vitalité
des organes, qui se manifeste chez quelques
jeunes filles, peu de temps avant leur première
menstruation. Cette leucorrhée cesse dans la
grande majorité des cas, par l'apparition
même des règles.

*
* *

Voici, d'après M. Nonat (*Traité pratique
des maladies de l'utérus et des ses annexes*)
quelques signes qui permettent de déterminer
approximativement les causes de l'écoulement
symptômatique :

Une leucorrhée peu abondante, constituée
par une matière glaireuse, comparable à du
blanc d'œuf, provient toujours de la cavité
utérine et se rattache à l'existence d'une métrite chronique interne.

« La leucorrhée jaune verdâtre est fournie
le plus souvent par la muqueuse vaginale.
Toute matière leucorrhéique alcaline provient
de la cavité de l'utérus ; la leucorrhée vaginale
est toujours acide ».

« Lorsque, en dehors de l'époque menstruelle, ces mucosités leucorrhéiques sont
striées de sang, il est à présumer qu'il existe

quelque *granulation* ou quelque *ulcération*,
soit sur le museau de tanche, soit sur la muqueuse vaginale. Quand le sang est mélangé
en assez grande quantité au mucus ou au
muco-pus, il est probable qu'on a affaire à
une métrite chronique compliquée de *fongo-
sités intra-utérines,* de *polypes* ou de *corps
fibreux* ».

* *
*

Les affections utérines que nous soignons
avec le plus de succès à Vichy, sont :

La métrite externe ou du col utérin (érosions, granulations);

La métrite interne ou de la muqueuse in-
tra-utérine;

La métrite parenchymateuse et les engorgements chroniques.

Nous ne disons rien de la congestion utérine qui a été encore désignée sous les noms
de fluxion utérine, métrite subaigüe, parce
que cette affection est mal définie et qu'elle
s'accompagne parfois de symptômes fébriles
marqués.

Les érosions du col ont moins d'importance que les granulations. Les signes qui
font soupçonner l'existence de ce genre d'affection, sont un sentiment de chaleur bru-

lante, de prurit incommode, dans le fond du vagin, de douleurs vives réveillées par le contact du doigt ou par le rapprochement sexuel, enfin un écoulement caractéristique qui, seul, a longtemps attiré l'attention des praticiens.

Des troubles digestifs accompagnent d'ordinaire cet état de souffrance; la menstruation est presque toujours troublée.

. Les ulcérations qui siégent sur la lèvre postérieure du col sont souvent occasionnées par la macération du col dans le liquide qui s'écoule de la cavité utérine, par le contact prolongé du pus de l'épithelium de la muqueuse : elles ont moins d'importance que les lésions de la lèvre antérieure.

Les granulations sont rouges, facilement saignantes, séparées par d'étroits sillons, ce qui leur donne une grande ressemblance avec la fraise et la framboise.

Les deux formes anatomiques principales de la métrite chronique peuvent être réunies chez la même femme; mais, le plus souvent, elles existent isolément.

Dans la métrite avec engorgement et induration, l'utérus est tuméfié, déformé, plus dur, plus pesant. Il est presque toujours plus ou moins déplacé, en état de prolapsus, ou dévié de différentes sortes.

*

Les troubles circulatoires dus à l'anémie donnent très-souvent naissance à des congestions veineuses des organes du bas-ventre et du bassin, et ces congestions sont la cause la plus fréquente de l'hypertrophie chronique de la matrice.

Scanzoni croit même pouvoir soutenir (*De la métrite chronique*, p. 168) que le nombre extraordinaire des métrites chroniques qu'on a observées dans ces derniers temps est dû principalement à ce que le nombre des femmes atteintes de chlorose et d'anémie a considérablement augmenté aussi dans ces dernières années.

« Mais, ajoute-t-il, de même que souvent la maladie des organes génitaux provient certainement de la maladie du sang dont nous parlons, de même aussi cette dernière est souvent la suite des différentes maladies de l'appareil sexuel, ou du moins en est visiblement augmentée. »

C'est dans la double réaction de l'utérus sur l'économie et de l'économie sur l'utérus ; c'est dans ce consensus organique, dans cette synergie fonctionnelle qui rattache un organe aux autres organes qu'il faut chercher l'explication du plus grand nombre des phénomènes qui nous occupent : lorsqu'il y a défaut d'harmonie entre les deux systèmes, il en résulte un affaiblissement, une perturbation de l'appareil génital ; ou bien un trouble des fonctions digestives et hématosiques de la femme.

Le point de départ, quel qu'il soit, agit tantôt comme cause et tantôt comme effet. En d'autres termes, la maladie utérine est tantôt primitive, tantôt secondaire ; mais elle est infiniment plus souvent secondaire que primitive ; la réaction de l'organisme sur l'utérus vient en premier lieu, celle de la matrice sur l'économie ne vient qu'après.

*
* *

Un grand nombre de médecins placent les affections chroniques de l'utérus sous la dépendance : 1° d'un état général ; 2° de certaines diathèses, la scrofule, l'herpétisme, l'arthritisme, la syphilis, la tuberculose, en particulier ; 3° de la plupart des altérations spontanées du sang, dont le type le plus fréquent, la chlorose, joue un rôle considérable dans la pathologie de la femme.

La diathèse strumeuse, qui établit de bonne heure son influence morbide dans l'économie, paraît dominer la scène pathologique.

L'influence de l'arthritis, considéré comme la source commune d'où s'échappent la goutte et le rhumatisme, est moins fréquente et moins généralement admise.

MM. Pidoux, Guenau de Mussy, Bazin, Durand-Fardel, Arnal et Neucourt, rattachent certaines affections de l'utérus à l'herpétisme, au vice dartreux.

Sans vouloir nous laisser trop séduire par ces grandes généralités, qui font dépendre toute une série de troubles fonctionnels et organiques d'une maladie constitutionnelle, nous inclinons à croire avec M. Courty : « 1° Que si la plupart du temps, les diathèses n'ont pas été la cause déterminante de la maladie, une fois la maladie née, elles l'entretiennent, et, en réalité, lui impriment sa nature ; 2° Qu'on ne guérirait pas la maladie, si on ne les guérissait pas elles-mêmes. »

Mais c'est surtout à des couches difficiles ou anormales, aux inflammations puerpérales de l'utérus et de ses annexes, qu'il faut faire jouer le plus grand rôle dans l'étiologie de la métrite chronique. Toutes les autres causes que nous pourrions invoquer arrivent au même résultat : provoquer et entretenir dans les organes pelviens des congestions sanguines ou des hypérémies inflammatoires.

***

A Vichy, pas plus qu'ailleurs, nous ne guérissons dans le sens absolu du mot, la métrite chronique ; mais nous parvenons à débarrasser la malade des principaux symptômes morbides et des troubles fonctionnels qui lui étaient le plus pénibles à supporter.

M. Gallard, avec sa longue expérience, considère comme un idéal presque impossible à réaliser, le retour complet de l'utérus à ses dimensions et à sa structure primitives. (*Leçons cliniques sur les maladies des femmes,* 1873, p. 380.)

Les malades conserveront longtemps encore une grande prédisposition au retour de souffrances que le médecin sera parvenu, à grand peine, à amoindrir d'abord, avant de pouvoir les faire complétement disparaître.

Le traitement interne est moins employé comme médication altérante et fondante, pour amener la résorption des exsudats anormaux, que pour combattre les troubles digestifs qui accompagnent la métrite chronique.

Le bain un peu prolongé est un excellent
sédatif qui contribue à la fois et à diminuer
les douleurs et à calmer l'excitation nerveuse
qui fatigue tant les malades, surtout aux ap-
proches des époques menstruelles.

Je recommande aux malades de mettre
l'organe lésé en contact avec l'eau minérale,
soit en pratiquant des irrigations vaginales,
soit en écartant les parois de la muqueuse, à
l'aide d'un spéculum.

L'application topique de l'eau minérale en
injections et en bains est plus particulièrement indiquée chez les sujets à constitution
faible et dont la sensibilité sexuelle est peu
prononcée, dans les cas où il y a tendance à
la métrorrhagie, hypersécrétion de la muqueuse utérine ou vaginale, enfin lorsqu'il
s'agit de combattre les érosions du col, papil-
laires, fongueuses, facilement saignantes.

C'est surtout dans les premières phases de
la métrite chronique, ou plutôt au moment
où se fait la transition de la première à la
seconde période, c'est-à-dire de la période
d'hypérémie, de vascularisation congestive, à
la période de prolifération des produits de
nouvelle formation, que les bains alcalins ont
une action vraiment efficace.

Scanzoni méconseille l'usage des injections

dans les cas où la métrite chronique est accompagnée d'une grande excitation sexuelle, avec prurit des organes, désir effréné et continuel du coït, songes voluptueux, etc. Il a, en effet, remarqué que dans ces cas, par l'emploi des injections, l'excitation sexuelle était élevée à un degré très-pénible pour les malades.

La balnéation, surtout en piscine, et les diverses applications de l'hydrothérapie, constituent la base de la thérapeutique des affections utérines, et ce traitement a pu, à lui seul, dans certains cas, par suite des heureuses modifications imprimées à l'appareil génital, mettre un terme à ce grand sujet de tristesses conjugales, la stérilité.

C'est surtout dans les cas où les atrésies et les obstructions de l'utérus ou des trompes sont le résultat de métrites, de salpingites, d'ovarites, de pelvi-péritonites, dont la résolution peut s'effectuer sous l'influence du traitement hydro-minéral, que les eaux de Vichy peuvent procurer une grossesse inespérée.

Dans d'autres cas, cette médication, en faisant disparaître l'irritabilité de la matrice et le vaginisme des parties externes, pourra mettre l'épouse en possession des joies de la maternité !

*
* *

D'après Aran, qui s'est beaucoup occupé des maladies des femmes, la douche froide est de tous les modificateurs généraux celui dont l'action est la plus puissante et la plus efficace dans les maladies utérines.

C'est aussi l'avis du docteur Tripier, médecin des hôpitaux de Paris : « La seule pratique qui, jusqu'ici, ait donné des résultats avantageux dans le traitement des engorgements utérins est l'hydrothérapie. Et il recommande les douches périnéales, les douches utérines, les douches rectales combinées avec la douche en pluie, cette dernière étant appelée à remplir des indications générales, que, quelque désir qu'on ait de localiser le traitement, il est difficile de négliger.

« Qu'elle soit idiopatique ou symptômatique, du moment où la congestion utérine affecte le type passif, il faut, d'après le Dr Beni-Barde, lui opposer une énergique révulsion et l'hydrothérapie, réalise ce but plus efficacement qu'aucune autre médication. Elle a surtout pour effet de rendre aux vaisseaux la tonicité qui leur manque et de réagir, à la fois, dans un sens de déplétion et de reconstitution, sur la circulation utérine et sur la circulation générale trop souvent solidaires l'une de l'autre ».

Mais nous aurions à citer toutes les sommités médicales qui se sont occupées de la question, si nous voulions faire connaître plus amplement l'importance de l'intervention de l'eau froide dans le traitement des maladies de matrice. Il est certain, comme l'a fait remarquer le professeur Courty, « qu'il est difficile, sans l'hydrothérapie, de mener à bonne fin la cure de la majorité des affections utérines ».

*
* *

Le Dr Favrot (*maladies des femmes*), recommande les eaux de Vichy contre les engorgements rebelles qui viennent compliquer certaines déviations de l'utérus, surtout l'anterversion. Le col de la matrice se trouve souvent pressé sur les bas-fonds du vagin, et l'émission sanguine périodique ne se fait que difficilement.

Les bains prolongés, les irrigations, aideront à résoudre l'engorgement ; les douches d'acide carbonique, dont on n'use pas assez, seront appliquées avec succès, chaque fois qu'il s'agira de combattre les érosions et la douleur.

22

Les douches agissent par stimulation de la circulation générale et par révulsion ou dérivation de la circulation locale dans une partie voisine ou dans une partie éloignée de l'organe hypérémié.

Les douches dirigées sur les lombes, la région sacrée et sur l'hypogastre, devront être interdites, pour peu qu'elles aggravent les phénomènes douloureux. A plus forte raison, l'administration des douches utérines devra-t-elle être subordonnée à l'irritabilité de l'organe malade.

Lorsque l'élément inflammatoire fera complètement défaut, on pourra accorder une plus grande prépondérance aux différents procédés d'irrigations, pour modifier topiquement les surfaces hypercriniques qui sont le siége du flux leucorrhéique.

M. Gubler a insisté sur l'avantage que présentent les injections ou irrigations, de nettoyer parfaitement les surfaces, de neutraliser l'acidité du liquide utéro-vaginal, de faire périr les organismes inférieurs, si abondants et si variés, qui pullulent dans ce produit de sécrétion et jouent le rôle de ferments pour transformer le mucus alcalin de la cavité utérine en pus vaginal acide.

Les infarctus inflammatoires de la péri-
métrite, l'inflammation chronique des ovaires
et du tissu cellulaire ambiant sont justicia-
bles de la même médication balnéaire que
celle qu'on applique à la métrite.

Recommandons encore la thérapeutique
hydro-minérale pour produire la résorption
des concrétions fibrineuses rebelles qui succèdent à l'hématocèle péri-utérine ou des produits plastiques infiltrés dans le péritoine, à la
suite de la péritonite circonscrite.

La médication thermale est-elle aussi un
des agents de ce que Cruveilhier appelait le
traitement atrophique des fibroïdes de l'utérus? Si le traitement des myomes utérins
est rationnel et conforme aux données que
fournissent sur leur évolution l'anatomie et la
physiologie pathologique des corps fibreux, la
clinique thermale n'a jusqu'à ce jour enregis-
tré que peu d'observations favorables. Le bi-
lan des succès et des déceptions est tout à l'a-
vantage de ces dernières.

Ce serait déjà beaucoup que d'obtenir, à
défaut d'une diminution notable, un temps
d'arrêt dans le développement de la tumeur.

***

Des troubles hyperesthésiques de la sensibilité, des névralgies par compression ou propagation accompagnent parfois la métrite, les déplacements utérins et les phlegmasies péri-utérines.

Le simple bon-sens indique que dans le plus grand nombre des cas, il suffira, pour faire disparaître ces névralgies, de provoquer la résolution des produits plastiques utérins ou péri-utérins qui causent ces compressions et tiennent sous leur dépendance les altérations des nerfs.

Ce ne sera qu'exceptionnellement, et alors qu'elles seront purement réflexes, que ces névralgies pourront réclamer un traitement local et commander la thérapeutique.

Il ne s'agit pas bien entendu, ici, de désordres nerveux liés à des lésions de l'axe cérébro-spinal et qui ne constituent qu'une simple coïncidence. Ces affections ne sauraient trouver place dans le cadre que nous nous sommes tracé et demandent une médication spéciale, complètement distincte du traitement suivi à Vichy.

***

La métrite chronique qui est antérieure à

l'époque critique est heureusement modifiée ou guérie, dans le plus grand nombre des cas, par la disparition des congestions périodiques qui persistent après la ménopause, sans laisser écouler le surplus du sang. Après un certain temps, quand l'évolution ne se fait plus et qu'elle ne provoque plus d'hypérémies, le retour véritable des parties génitales s'opère, ainsi que la *fonte sénile* de l'utérus et de ses annexes et la nature opère ainsi des changements que l'on n'avait pas obtenus, après des années entières d'un traitement rigoureux.

L'influence de l'atrophie de l'utérus, que l'on observe dans le retour sénile des organes de la femme, sur le traitement de la métrite chronique, a été mis en lumière par Bennet :

« L'atrophie de l'appareil utérin qui suit physiologiquement la ménopause, exerce sur toute affection utérine alors existante, une influence aussi incontestable que salutaire. Aussi, par le fait de cette influence et sans traitement, beaucoup de femmes guérissent-elles peu à peu d'une inflammation utérine méconnue, et qui, pendant de longues années avait empoisonné leur existence. De là vient, je crois, l'opinion vulgaire que, si une femme qui s'était jusque-là mal portée, traverse heureusement cette période critique de la vie, elle peut se rétablir définitivement et jouir d'une excellente santé... L'utérus n'étant plus le siège de ces congestions périodiques qui rendent la métrite si difficile et si lente à guérir, la maladie s'use peu à peu d'elle-même, et la guérison est ainsi naturellement obtenue. »

Malgré ce que nous venons de dire, l'action du médecin sur la marche et la terminaison de la métrite chronique, est moins limitée qu'on ne pourrait le croire de prime abord ; il peut obtenir une amélioration sensible de la maladie locale, de même que de l'état général des malades, en employant avec persévérance un traitement rationnel pour chaque cas particulier.

L'absence, la suppression, et même la simple diminution du flux menstruel, l'aménorrhée, en un mot, se lie à la chlorose, à l'appauvrissement du sang, au marasme, à la débilité générale de l'économie. Des faits multipliés prouvant que, chez la femme, les fonctions destinées à la conservation de l'espèce sont subordonnées en quelque sorte à celles qui assurent la conservation de l'individu. Au point de vue physiologique, l'aménorrhée est le pendant de l'alanguissement de toutes les fonctions, des fonctions digestives en particulier.

Il ressort de là qu'il faudra tout d'abord remédier à l'altération du sang par l'apport de matériaux propres à réparer ses pertes. Ce n'est que lorsque l'usage interne de la source indiquée (Mesdames, Lardy, Cusset) aura modifié très-sensiblement toute l'économie; ce n'est que lorsque l'emploi méthodique des douches vaginales froides et des bains prolongés aura stimulé suffisamment l'innervation si souvent engourdie des organes génitaux, que l'on pourra songer à faciliter le retour des règles. Le moment où cette intervention devient opportune est indiqué par quelques phénomènes de molimen, ou par le retour périodique d'un écoulement leucorrhéique, manifestation ébauchée de l'activité menstruelle, que l'on se gardera bien de combattre. On pourra alors, pendant les quelques jours qui précèdent immédiatement l'apparition présumée des règles, recourir aux pédiluves fortement sinapisés, à l'application de deux à quatre sangsues à la face interne des grandes lèvres ou de sinapismes sur les reins, etc., etc.

Mais, nous le répétons, c'est inutilement que l'on emploiera les moyens propres à ramener l'écoulement normal tant que la chlorose sera là, ou bien, si l'on y réussit, la chlorose n'en bénéficiera nullement; en gué-

rissant au contraire la chlorose, on pourra
compter à peu près sûrement sur le rétablis-
sement de la menstruation, sous l'influence
d'un traitement direct.

*
**

Tout le monde sait que le fer est le médicament par excellence de la chlorose ; on pourrait généraliser ses propriétés et l'appliquer
à toutes les affections utérines, parce qu'elles
entraînent toutes un certain degré d'appauvrissement du fluide sanguin.

Dans l'état de santé, l'animal reconstitue
tous les éléments du sang à l'aide des substances qu'il trouve dans les aliments.

D'après Bischoff, on trouve que le corps
de l'homme contient approximativement
2 gr. 267 de fer. Les proportions de sex-
quioxyde de fer qu'on trouve dans mille parties de sang, sont représentées par 0,832
chez l'homme et 0,770, chez la femme.

En supposant donc qu'il n'y ait pas assez
à un moment donné de cet élément métal-
lique dans l'économie, de faibles doses devront
nécessairement rétablir l'équilibre.

Une ardeur tant soit peu intempestive serait
funeste. Si d'une façon générale, le fer est mal
supporté, si l'estomac semble le refuser, si la

gastralgie et la dyspepsie augmentent sous son influence, cela tient à ce qu'il est administré à doses trop élevées.

En ingérant l'eau de la source *Mesdames* et du puits *Lardy*, on évitera l'excès que nous venons de signaler. C'est sur ce fait que repose notre estime; c'est pour cela que nous préférons ces eaux à des sources plus ferrugineuses.

« A l'état particulier où il se trouve dans les eaux minérales, associé dans beaucoup de sources, à des éléments qui entrent aussi dans le sang, le fer semble être mieux absorbé, plus facilement toléré par le tube digestif, agit à doses moins élevées que les préparations martiales des officines. Il paraît, en un mot, réussir là où celles-ci ont échoué ». (Dr Desnos).

Au reste, l'anémie est un état chronique qui réclame une thérapeutique chronique. Le fer doit donc être administré longtemps pour pouvoir imprimer à l'économie de profondes modifications et il ne sera supporté facilement que s'il est pris à faible dose.

Une hygiène rigoureuse, un régime tonique, aideront à mettre les organes dans des conditions de santé telles que ceux-ci trouvent en eux la puissance nécessaire pour assimiler le fer des aliments.

L'alimentation sera réparatrice, les mets succulents et nutritifs, sous le plus petit volume possible ; il importe qu'ils soient pris à des heures régulières et en quantité suffisante. On se trouvera bien de faire prédominer la nourriture azotée. Tous les organes de la vie plastique et de la vie de relation en reçoivent une excitation favorable : l'action cérébrale est augmentée, ainsi que celle du système musculaire, qui reçoit en abondance les principes d'une réparation aussi prompte que directe. L'appétence et le désir doublent en quelque sorte les aptitudes digestives. Cette influence, sensible dans l'état de santé, le devient encore plus dans les maladies utérines : les goûts et les répugnances alimentaires du sujet devront rarement être heurtées de front.

On ne saurait trop recommander la vie au grand air, le repos moral, un exercice modéré, à l'exclusion de tout ce qui pourrait imprimer à l'utérus malade des mouvements trop violents, l'usage modéré des rapports sexuels ou mieux encore le repos à peu près absolu de l'organe malade.

On devrait exiger l'éloignement absolu de la couche conjugale, si l'utérus était tuméfié, douloureux et saignant, au moindre attouchechement, si la sécrétion muqueuse augmentait d'une façon durable, après chaque rapport ou si la maladie présentait encore les caractères d'une affection subaiguë.

Le coït ne saurait être nuisible dans les cas où, en l'absence de ces contre-indications, la femme accuse une surexcitation sexuelle et en réclame la satisfaction. Dans ces cas, une défense trop rigoureuse pourrait même devenir nuisible.

C'est surtout au moment des époques menstruelles que les malades devront se soustraire avec plus de précautions que jamais à toutes les causes d'excitations : la congestion qui se produit alors, dans tout le système génital, peut très-facilement devenir le point de départ d'une de ces bouffées inflammatoires qui marquent le retour des accidents.

Les excursions dans les environs de Vichy, les fêtes du Casino, constituent un adjuvant très-heureux et nous donnons volontiers toute liberté sur ce point, pourvu que la modération serve de guide.

Après une journée bien remplie, on devra toujours préférer l'excitation modérée qui résulte des plaisirs de l'intelligence ou des douces émotions du cœur et de l'imagination, aux enivrements et aux fatigues de la danse.

Trop répétée, en effet, la danse surexcite

les organes de la circulation, si mobile, si irritable, chez la jeune fille à peine pubère : la crainte d'être privée d'une jouissance favorite, (comme Michel Lévy l'a signalé), fait taire la douleur, signal d'une lésion grave qui débute et qui s'installe sous le prestige d'une pâleur intéressante et sous les coquettes splendeurs de la mode.

Et puis, enfin, les refroidissements sont toujours à redouter et il est regrettable que la soirée fasse une brèche dans la nuit, lorsque la matinée du lendemain réclame tous les instants de la malade.

*
* *

La pudeur, qui est l'expression la plus élevée de la délicatesse de la femme, empêche certaines dames de confier leurs maux et leurs angoisses au médecin. Cette réserve est assurément respectable; mais il ne faudrait pas la pousser à l'extrême : des lésions graves pourraient en être la conséquence.

Max Simon a éloquemment retracé *(Déontologie médicale)* les devoirs du médecin, à l'égard des femmes, dans leurs maladies. Quelques citations de cet auteur doivent trouver leur place ici :

« Le médecin devra constamment, dans

ses relations avec la femme qui souffre, se montrer plein de réserve et de circonspection. Sa pudeur doit lui être une chose sacrée. Dans tous les temps et dans tous les lieux, cette décence, cette délicatesse ont été prescrites au médecin, comme un devoir qui a tout à la fois pour but de ménager les scrupules d'un des plus nobles sentiments du cœur, et d'assurer la dignité de l'art. Nous savons toutes les exigences de la logique de la science et nous n'irons point, par une pruderie ridicule, interdire aux médecins les explorations délicates qui, dans mille occasions, *assurent seules* la certitude du diagnostic. Mais qu'il se tienne en garde contre les séductions de la plus périlleuse séméiologie. La convenance, qui enveloppe la chambre d'une femme du mystère du gynecée antique, est une loi de haute moralité ; cette barrière tombe devant le médecin et quelque circonspection qu'il mette dans les investigations auxquelles il doit se livrer pour s'éclairer sur la nature et le siège du mal, bien des secrets lui sont révélés. Il faut que ses sens reçoivent toutes ces impressions et qu'ils n'y répondent pas ; il faut que celles-ci se jouent autour du cœur sans y pénétrer, car les sens troublés, émus, n'apporteraient à l'intelligence, que des informations erronées et l'œuvre de la science deviendrait impossible ».

Les lignes qui précèdent doivent donner pleine assurance aux plus timorées.

*
* *

Recommandons tout spécialement, pour terminer, la quiétude et la confiance ; il est de toute nécessité d'écarter les préoccupations, les angoisses, les idées tristes.

Notre rôle devient alors aussi doux que poétique, et nous sommes toujours heureux de faire luire un rayon d'espérance, et de relever les courages abattus.

Cette médecine, toute *morale*, qui écarte d'une main l'émotion nuisible et qui, de l'autre, prodigue les consolations, trouve fréquemment son application dans les affections utérines, et elle réussit souvent là où les autres moyens ont échoué.

Cette partie de l'art de guérir qui puise ses éléments dans le cœur, bien plus que dans les froides combinaisons de l'esprit, prouve une fois de plus que si l'exercice de notre profession émousse cette sensibilité des nerfs qui trouble les sens, elle laisse intacte et pure cette sensibilité de l'âme qui compatit à la douleur, qui l'abrège et la console.

Il est certain que les médecins qui guérissent le plus souvent sont les plus habiles à manier, à tourner en quelque sorte à leur gré l'âme humaine, à ranimer l'espérance et à apporter le calme dans les imaginations troublées.

Et il n'est même pas nécessaire d'être médecin pour rendre le calme à un esprit agité, pour ranimer le flambeau de la vie dans un cœur blessé, dans un corps défaillant et dévoré par les angoisses. — Il suffit d'inspirer au malade quelque confiance et de compâtir à ses maux : la pitié est le premier baûme aux blessures.

Hélas ! personne ne peut sans passions, et par conséquent sans émotions, traverser les épreuves de la vie ; aussi, chaque existence a son ver rongeur, sa plaie cachée, son mystère de douleur. — Pour tous ceux qui pleurent ou souffrent, les consolations de l'amitié, les assurances de l'homme de l'art sont toujours très-efficaces.

Consoler, c'est encore guérir !

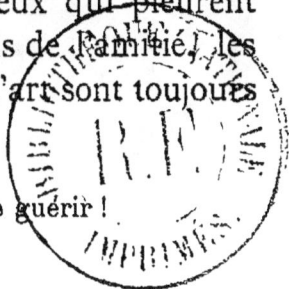

APPENDICE

RENSEIGNEMENTS UTILES.

Six trains transportent chaque jour à Vichy, pendant la saison d'été, une quantité considérable de voyageurs.

On trouvera dans les indicateurs spéciaux les heures du départ des trains. Il faut environ huit heures pour aller de Paris à Vichy par train express.

Nous recommandons aux malades de se défier des renseignements qui leur sont fournis par les *pisteurs*, qui les circonviennent à leur arrivée à Saint-Germain-des-Fossés et à Vichy.

Les malades qui ne sont adressés directement à aucun de nous, trouveront dans les couloirs du grand établissement, où ils peuvent entrer à toute heure du jour, une liste de tous les médecins qui exercent à Vichy.

On ne paie pas l'eau des sources, bue sur place ;
mais il est d'usage, à la fin de la saison, de donner
une gratification à la donneuse d'eau.

Les malades qui doivent prendre des bains, peuvent, au commencement et à la fin de la saison,
choisir facilement l'heure qui leur convient le mieux ;
dans l'intervalle, les chefs baigneurs désignent les
séries disponibles.

Voici les heures des séries de bains :

MATIN	1re Série :	4 heures	45 minutes.
	2e —	6 —	15 —
	3e —	7 —	30 —
	4e —	8 —	45 —
	5e —	10 —	» —
	6e —	11 —	15 —
SOIR	7e —	1 —	15 —
	8e —	2 —	30 —
	9e —	3 —	45 —

*Douches à toute heure, à partir de l'ouverture
jusqu'à la fermeture.*

NOTA.— Les séries sont ouvertes ou supprimées
au fur et à mesure des besoins du service ; les
heures ordinaires sont de 6 h. 15 du matin, à
midi.

TARIF

DES BAINS & DOUCHES

La durée des bains est de une heure quinze minutes, y compris le temps nécessaire pour la toilette; au-delà de ce temps, le bain est payé double.

BAINS ET DOUCHES Linge compris.	1re classe	2e classe	3e classe
Bains ou Douches réservés, avec lit de repos...............	5 »	» »	» »
Bains minéraux, en baignoires ou en piscine............	3 »	2 »	» 60
Bains minéraux avec Douches en baignoire...............	3 75	2 75	» »
Bains d'Eau douce............	1 50	1 »	» »
Bains de siége................	1 »	» 75	» »
Bains de pieds................	» »	» 30	» »
Bains ou Douches de vapeur...	3 »	» »	» »
Bains ou douches, gaz acide carb.	1 »	» »	» »
*			
Grandes douches à percussion..	3 »	2 »	» 60
Douche froide ou limitée.......	1 50	1 »	» 60
Douches ascendantes..........	» 75	» 40	» 25
Douches vaginales	» 75	» 40	» 25

*

Séance d'inhalation de gaz acide carbon.	»	50
Séance d'inhalation de gaz oxygène......	1	»
Séance d'inhalation d'eau minérale pulvé-risée, eaux de Vichy, Eaux-Bonnes, etc.	1	»

Linge supplémentaire.

Serviette	»	10
Peignoir.............................	»	15
Fond de bain	»	20

Bains à domicile.

De cinq heures du matin à six heures du soir.

Bains minéraux....................... 3 »
Bains d'Eau douce.................... 2 »

NOTA. — S'adresser aux chefs baigneurs ou au concierge et prévenir deux heures à l'avance.

Pour les bains demandés de six heures du soir, à cinq heures du matin, 2 fr. en sus des prix ci-dessus.

Bains de l'établissement de la source de l'Hôpital.

Mêmes prix que dans les autres Etablissements.
Bains de piscine..................... 2 »
Bains sulfureux, de Barèges, tout compris. 3 »

Lorsque les préparations ne sont pas fournies par l'Etablissement, il est payé par chaque bain, 1 fr. pour détérioration des appareils.

Bains et Douches à prix réduits.

1ʳᵉ CLASSE.

Le bain et la douche pris simultanément 4 50
Le bain ou la douche, aux séries de
10 heures, de 11 h. 1/4 et 1 h. 1/4...... 2 »

2ᵉ CLASSE.

Le bain et la douche pris simultanément 3 »
Le bain ou la douche, aux séries de
10 heures, de 11 h. 1/4 et 1 h. 1/4...... 1 25

Bains gratuits.

Les bains gratuits civils ou ecclésiastiques et ceux de l'Assistance publique, sont donnés aux heures fixées par la Compagnie fermière.

Il est d'usage, aux bains comme dans les Hôtels, de donner une gratification pour le service. Des troncs sont établis à cet effet près des chefs baigneurs. — La gratification est répartie intégralement à la fin de la saison entre le personnel des bains.

CHEMIN DE FER

LA GARE DE VICHY CORRESPOND AVEC TOUS LES PAYS

SERVICE D'ÉTÉ
DÉPART DES TRAINS

1, 2, 3 cl. MATIN	Express. MATIN	1, 2, 3 cl. SOIR	1, 2, 3 cl. SOIR	Express. SOIR	Direct. SOIR
VICHY A PARIS					
5 20	9 37	1 50	—	9 30	—
VICHY A CLERMONT					
5 20	9 37	1 50	7 05	—	11 »
VICHY A LYON ET ROANNE					
5 20	9 37	1 50	7 05	—	—
VICHY A MARSEILLE ET NIMES					
—	9 37	1 50	—	—	11 »
VICHY A BORDEAUX					
—	—	—	7 05	—	11 »

BUFFET à St-Germain-des-Fossés.

THEATRE ET CASINO

Le prix des abonnements cumulés au Théâtre et au Casino est de :

Pour un mois.............. 60 fr.
Pour huit jours............ 30
Entrée pour une journée..... 5

Abonnement de famille, comprenant soit le mari et la femme, soit l'un d'eux avec un enfant, 100 fr.

Les prix d'abonnement au Casino seul sont fixés de la manière suivante :

Un mois.............. 25 fr.
Huit jours............ 12 50
Pour une journée....... 2

Une soirée au théâtre, avec place numérotée, se paie 4 fr.

Les abonnements ci-dessus donnent droit à l'usage gratuit des chaises dans le Parc, dans les Célestins et les promenades de la Compagnie.

Il existe aussi des cartes d'abonnement aux chaises :

Pour la saison.......... 10 fr.
Pour un mois........... 5

Une chaise ou un fauteuil, pendant les concerts du jour, se paie 20 cent.

En temps ordinaire :

Une chaise............ 10 cent.
Un fauteuil............ 15

Le *Journal de Vichy*, publié par l'Imprimerie
WALLON, donne chaque matin le programme de la
journée :

La saison............	14 fr.	»
Un mois............	4	50
Le numéro..........	»	15

Le même journal publie aussi la Liste des étrangers arrivés à Vichy.

ON TROUVE LES PRODUITS SUIVANTS

*Aux Laboratoires de l'Etablissement thermal de Vichy
et à la Rotonde du Parc.*

**Eaux minérales de l'Etablissement thermal
de Vichy.** La Caisse de 50 bouteilles des sources de l'Etat
**Grande-Grille, Hôpital, Célestins, Hauterive,
Chomel,** coûte à Vichy, 30 fr., emballage compris. —
Les sources **Parc** et **Mesdames,** 25 fr., emballage
compris. — Une bouteille seule, toutes sources 60 cent.

Pastilles de Vichy — Boîtes, 2 fr.; demi-boîtes,
1 fr.; boîtes de 500 grammes, 5 fr. — Exiger sur chaque
boîte, la marque de l'Etablissement thermal, propriété de
l'Etat.

Sels pour Bains de Vichy. — Rouleau pour un
bain, 1 fr. 25 cent.

Sels pour boisson artificielle de Vichy. — La
Boîte de 50 paquets, 5 fr. (Chaque paquet pour un litre).
— Le flacon de 500 gr., 5 fr.

Pain de Gluten pour Diabétiques. — Boîtes de 1, 2
et 4 fr.

Elixir Tonique anti-Diabétique. — 5 fr. le flacon.

Sucre d'orge aux sels de Vichy. — Boîtes de 1,
2 et 3 francs.

Pralines de Vichy. — La Boîte, 3 fr.

Chocolat digestif aux Sels naturels de Vichy,
Se vend en tablettes de 500 gr., 2 fr. 50 ; en croquettes,
2 fr. la boîte.

TARIF DES VOITURES A VICHY

(Extrait de l'arrêté préfectoral).

Il est conseillé à toute personne de bien faire le prix avant de monter en voiture. Cette précaution évite le plus souvent des difficultés.

Art. 16. — Les prix à payer sont fixés ainsi qu'il suit pour la commune de Vichy :

Voitures à un cheval.

1 fr. 25 la course.— 2 fr. 25 l'heure.

De minuit à 6 heures du matin, les prix fixés ci-dessus sont augmentés de moitié.

HORS VICHY (aller et retour, repos compris)

	1 chev.	2 chev.
Casino des Justices	7 fr.	10 fr.
Charmeil	7	10
Côte Saint-Amand	7	10
Les Malavaux	7	10
La Montagne-Verte	7	10
Saint-Yorre	7	10
Saint-Germain-des-Fossés	7	10
Saint-Rémy	7	10
L'Ardoisière	8	12
Busset (retour par *Saint-Yorre* et la route de Nîmes)	15	20
Busset (retour par *l'Ardoisière*)	16	22
Châteldon	15	20
Maulmont (retour par *Saint-Yorre* et la route de Nîmes)	15	20

	1 chev.	2 chev.
Gannat........................	15	20 fr.
Randan (par *Bois-Randenez*)........	15	20
Randan (retour par *Maulmont* et *Saint-Yorre*)..............	18	24

Courses et promenades sans but déterminé hors de Vichy. — Voiture à un cheval, première heure, 3 fr.; les heures suivantes, 2 fr.; voiture à un cheval, la demi-journée, 9 fr.; la journée, 18 fr. Voiture à deux chevaux, la première heure, 4 fr., les heures suivantes, 3 fr.; voiture à deux chevaux, la demi-journée, 12 fr. 50 c.; la journée, 25 fr.

Le prix de la première heure, sera toujours dû intégralement, lors même que le cocher n'aura pas été employé pendant l'heure entière.

Les heures suivantes se fractionneront et seront payées par quart.

HOTELS, MAISONS MEUBLÉES, VILLAS.

La moyenne du prix des hôtels, chambre et nourriture, est de 7 à 12 fr. par jour. En général, les logements deviennent moins chers, à mesure que l'on s'éloigne de l'Etablissement thermal. Les personnes qui veulent faire choix d'une maison meublée ou d'une villa, feront bien de descendre préalablement dans un hôtel, avant de se fixer.

On trouve à la station de la gare : l'omnibus de la ville, les omnibus des principaux hôtels et les voitures de place.

Les promenades aux environs de Vichy sont nombreuses. Les excursions les plus usitées ont pour objet :

Cusset, chef-lieu de canton à 3 kilomètres de Vichy. On peut s'y rendre par le chemin de Mesdames qui longe le Sichon et faire une halte à moitié route, au pavillon qui abrite la source Mesdames. En outre, des omnibus stationnent toute la journée devant l'hôpital militaire. L'établissement Sainte-Marie, l'allée de platanes séculaires, l'église, sont seuls dignes d'intérêt.

La Montagne-Verte, à 4 kilom. — Joli nom et nom mérité. Coup d'œil splendide. Du belvédère, on aperçoit la grande chaîne du Forez, le Mont-Dore, le Puy-de-Dôme, tous les géants de l'Auvergne et même la cathédrale de Bourges. Café-restaurant, salle de billard, jeux divers.

Les Malavaux, à 7 kilom.— Le Puits-du-Diable, la Fontaine-des-Sarrasins. Paysage étrange, tourmenté. La Suisse en miniature. Café-restaurant. On paye 50 centimes pour visiter ce qui fut le castel des Templiers criminels, dont le souvenir, conservé par la légende, répand encore l'effroi dans le voisinage.

L'Ardoisière, à 10 kilom. — Excursion très pittoresque, frais paysages, gorges boisées, sentiers ombreux. Un ruisseau capricieux semble chuchoter quelque amoureux secret aux pâquerettes voisines ; avant de s'éloigner, il forme une cascatelle qu'on a prétentieusement baptisée du nom de « Niagara de la montagne bourbonnaise. » Un charmant kiosque qui se transforme souvent en salle à manger se cache un peu plus loin, derrière les arbres, comme une coquette derrière son éventail. La grotte est d'une fraîcheur... glaciale. Si jamais le soleil y a pénétré, il a dû y attraper un rhumatisme : avis aux visiteurs !... En résumé, un agréable lieu de rendez-vous, où on peut laisser courir sa pensée en tous sens, avec certitude qu'elle trouvera de quoi rassasier sa rêverie.

N. B. — Le pseudo-anachorète qui jadis *catéchisait* les innocentes bergères d'alentour, n'est plus à redouter.

La côte Saint-Amand, à 3 kilom. — Un des plus jolis panoramas des environs de Vichy. La vue embrasse la vallée de l'Allier, de vertes forêts, de riches côteaux ; voilà Randan, voilà Maulmont ; là-bas, Bourbon-Busset, dont les tourelles semblent encore protéger le village, le roc Saint-Vincent, le noir Montoncelle, le géant de la chaîne du Forez ; les clochers émergent de ci, de là, et l'Allier décrit ses méandres dans le lointain. Cette singulière rivière m'a toujours fait l'effet de ces ménages batailleurs qui ne peuvent arriver à faire leur creux dans leur lit ; c'est une lutte perpétuelle entre l'eau et le sable ; un jour, c'est l'eau qui a le dessus, elle en profite pour aller faire une promenade dans les champs ; un autre jour, c'est le sable qui reprend ses droits ; alors le lit lui appartient entièrement, on ne voit plus que le vainqueur ; à peine permet-il à sa compagne un léger filet ! L'aspect du paysage varie donc selon les caprices de la rivière, selon qu'elle est calme ou cascadeuse : c'est un attrait de plus, pour ceux qui aiment la variété !

Le château de Bourbon-Busset, à 14 kilom. — Fier manoir féodal, dont les machicoulis et les crénaux semblent encore défier l'assaut. L'intérieur du château est un véritable musée. De la terrasse du grand salon, on a un coup d'œil féerique.

Randan-Maulmont, à 16 kilom.— Demeure princière appartenant à M. le duc de Montpensier. Quelques curiosités historiques dans les appartements. A partir du 1er juillet jusqu'au 1er octobre, la visite du château et la promenade dans le parc de Randan, sont permises, de midi à cinq heures du soir, les jeudis, dimanches et jours de fêtes. Un service spécial de voitures publiques dessert Randan. Elles stationnent place de la Marine, chez Mme veuve Bassot. Départ à 11 h. 20. On est de retour à 4 h. 50. Prix des places : 2 fr. 50, aller et retour.

Le rendez-vous de chasse, Maulmont, se visite en même temps que Randan.

La source intermittente de Vesse. — Au-delà du pont. Voir les heures des jaillissements sur l'affiche apposée dans les galeries de l'établissement thermal.

Billy, à 15 kilom., par la route de Cusset à St-Germain. — Une des ruines les plus considérables du Bourbonnais, et une de celles qui parlent le plus à l'imagination.

Château de Charmeil. — Mille variétés de roses y abandonnent, paraît-il, leur gorge entrebaillée aux baisers du soleil, aux caresses des papillons ! Tilleuls séculaires, frais ombrages. Au retour, on traverse l'Allier sur un pont suspendu.

Chateldon, à 20 kilom., qui possède des sources précieuses et justement renommées. -- Sites agrestes : la nature dans toute sa grâce et sa simplicité.

Thiers, dont la route est si pittoresque. Voitures aller et retour. Paysages sévères, horizons lointains. Fabrique de couteaux.

Le bureau des voitures pour Thiers est situé place des Quatre-Chemins, chez M. Maridet. Le prix des places est ainsi fixé :

> Intérieur................ 5 fr. »
> Rotonde................ 4 »
> Banquette.............. 3 50

En prenant la voiture de 4 h. 40 du matin, on arrive à Thiers à 9 heures, et en retenant ses places pour le départ de 5 heures du soir, on est de retour à Vichy à 9 h. 20.

Effiat. — Les restes du château du marquis d'Effiat, maréchal de France, né en 1581 et mort, en Lorraine, en 1632, sont situés à peu de distance de la petite ville d'Aigueperse. L'ameublement du temps, conservé avec grand soin, garnissait encore les anciens appartements du château, fermés et inhabités depuis longues années, lorsqu'au printemps de 1856, château, terres, domaine, mobilier, tout fut mis à l'encan, et les débris de la demeure du maréchal et de son fils, le malheureux Cinq-Mars, furent dispersés en vente publique. La plus grande partie du domaine, les parcs, jardins et terres avoisinantes, avaient déjà été aliénés ; mais le château restait debout avec son architecture des premières années du XVIIe siècle, son enceinte et surtout sa décoration intérieure. — Ce fut alors que les pièces principales de ce mobilier, la chambre du Maréchal, celle du Cardinal et la chambre Verte, furent acquises pour les collections du musée de Cluny, et qu'un certain nombre de sièges d'apparat, allèrent prendre place, comme modèles, dans les magasins du mobilier de la couronne. Le grand lit à baldaquin du Maréchal se trouve à l'hôtel de Cluny, dans la chambre dite *chambre de la Reine Blanche*, en souvenir du séjour qu'y fit Marie d'Angleterre, veuve du roi Louis XII, pendant la durée de son deuil, en janvier 1515. Les rideaux, pentes, courtines et le plafond sont en velours ciselé de Gènes, alternant avec des soieries brodées en relief.

Ce simple aperçu ne peut que faire déplorer amèrement l'espèce de vandalisme qui a occasionné la dispersion de tous ces trésors artistiques.

FIN

TABLE DES MATIÈRES

—

*\
* *

MALADIES TRAITÉES A VICHY

I

Affections du tube digestif et de ses annexes :

II

Maladies constitutionnelles et diathésiques :

III

Maladies des voies génito-urinaires :

*\
* *

Vichy. — Imp. Wallon.

www.ingramcontent.com/pod-product-compliance
Lightning Source LLC
Chambersburg PA
CBHW061121220326
41599CB00024B/4124